肥満外来医が教える

やせたいあなたが最後に読む本

＼30万人が結果を出した！／

医学博士・循環器内科専門医
ディオクリニック 統括院長
藤井 崇博
Takahiro Fujii

ダイヤモンド社

はじめに

30万人の「本気ダイエット」と科学データでわかった結果を出している人だけが知っている成功の秘訣

近年、至る所で目や耳にする「タイパ（タイムパフォーマンス）」という言葉。特に若者を中心に、いかに時間を無駄にせず、効率よく物事を進めるかが重要視されているように思います。

ダイエットでも話は同じ。

SNSを開けば、「1分でやせる」「1分でウエストマイナス5㎝」などの方法がたくさん紹介され、話題になっています。

はじめに断言しておきますが、1日たった1分の運動でやせる夢のような方法などはありません。仮にやせたとしてもそれは超短期的な効果でしかないでしょう。

私が勤務する医療ダイエット専門クリニック「ディオクリニック」でも、自己流のタイパを重視したダイエット法を実践したものの、挫折したりリバウンドしたりして、助けを求めてカウンセリングに来られる方が大勢います。

ダイエットは長期戦。まずは短期間で結果を出すという短絡的な考えを捨てて、生活習慣、そして「ダイエット」についての正しい知識を知ることが、1年後、3年後、5年後の「健康で理想的な体」を手に入れる一番の近道ではないか――。

毎日来院する患者様を診て、私はいつもそう思っています。

10年間の大学病院勤務で気づいた「予防」の大切さ

私は循環器内科専門医として約10年間、大学病院に勤務していました。

忙しい毎日の中で、一人ひとりの患者様と向き合い、健康な毎日を取り戻していただくことを使命と思って日々診療に向き合っていました。しかし、次第に動脈硬化や心血管疾患など、命に関わる病気になり病院に運ばれてくる患者様の様子を見るたび、それらの病気の一因である肥満を防ぐことこそが、1人でも多くの人を助けることになるのではないか、そう思うようになっていったのです。

日本では何か症状が現れてからでないと病院を受診しないため、世界に比べると「未然に病気を防ぐ」という意識が薄いと言われています。

肥満の人は普通体型の人に比べると狭心症や心筋梗塞のリスクが高くなるにもかかわらず、「別に何か症状が出ているわけではないし、ただ太っているだけだから……」とそのままにしてしまう。そして気づかないうちに体は病気に侵されていく——。

こうした怖い病気は、何か症状がなければ発症していることに気づきにくく、病院で受診しなければそうしたリスクがあることすらわからないままです。

そして、ようやく治療ができるのは、狭心症や心筋梗塞で倒れてから。つまり病気を発症してからになってしまうのです。はっきり言って、これでは手遅れです。

もし、肥満がこうした命に関わる病気の原因になることを知っており、**肥満の段階で運動療法や食事療法を行っていれば、狭心症や心筋梗塞にならなかったかもしれません。**本当は肥満の段階から医師が介入すべきなのです。

もちろん病気の発症は遺伝的な部分もありますが、肥満による病気リスクを減らすうえでダイエットは一番介入しやすい部分でもあるのです。

肥満や糖尿病は中高年や高齢者だけの病気ではない

肥満や糖尿病は中高年や高齢者に多い病気というイメージがありますが、決してそうではありません。

今は若い世代でも、糖尿病予備群がいます。これは、私が現在勤務しているクリニックや大学病院勤務時代に多くの患者様を診察した経験からも実感しています。

「若い」ことでマスキングされているため、糖尿病予備群であることに気づいていない人が実は大勢いるのです。糖尿病予備群とは、言うなれば体の中に時限爆弾を抱えているようなもの。いつ爆発して、心筋梗塞や脳梗塞、がんなどの命に関わる病気を発症してもおかしくはありません。

そして、もうひとつ見落としがちなのが、子どもの肥満や2型糖尿病です。

「子どもは少しぐらい太っていても大丈夫」「少しぽっちゃりしている方が健康的に見える」など、子どもの肥満に対する考えで言えば日本は少し寛容です。

しかし、子どもの食生活は親の影響をダイレクトに受けます。親が脂質や糖質を好む食習慣をしていれば、当然子どもも脂質や糖質の多い食事をするようになります。

子どもの食生活は親の責任です。現時点では健康診断で異常は見られなくても、**親の生活スタイルや食に対する考え方が数年後の子どもの病気リスクを高めているかもしれないのです。**

食のバリエーションが増えたことで世界的に見ても子どもの肥満は増加しています。これは日本も例外ではありません。

こうした背景も踏まえ、第4章では「子どもの健康を守る、親の心得」として、各種論文を引用しながら対策法も含めて解説しています。

二人三脚で成功に導くダイエット専門の医療クリニックの役割

ダイエット専門のクリニックというと「ジムと比べて費用が高い」、そんなイメージを持たれています。医療ダイエットは保険適用外の自費診療であるため、正直私もはじめはそのような印象を持っていました。

しかし、さまざまな論文を読んだり、医療ダイエットの先進国の事例を見たりすると、日本の医療が患者様のダイエット介入に足踏みしている状態であることがよくわかります。

そのため、知識を持たない人が自己流のダイエットをして、過度な減量で健康を損ねていることも少なくありません。リバウンドで済めばまだ良い方で、自己流のダイエットが健康被害につながることもあります。

若い女性が自己流のダイエットが原因で月経異常と診断されることはよくあります。また、今は女性に限らず思春期に摂食障害や栄養不足に陥り、その後の人生に大きな影を落としてしまうケースも少なくありません。

医療ダイエットの原点は、そんな「自己流」のダイエットが健康を損なうことを防止するためのもの、私はそう思っています。

医療ダイエットであれば、医師や看護師、栄養士が常に患者様の状態を把握しているため、二人三脚で無理なくダイエットができるというメリットがあります。運動療法や食事療法だけでなく、必要に応じて薬や漢方の処方ができるのも医療機関ならではです。

何より、当院の場合受診いただく患者様には必ずカウンセリングを行っているため、各人に合わせた安全でリバウンドの少ない減量をサポートできます。

また、私は患者様の「ダイエットの間違った思い込み」を変えていただくことも重要だと考えています。カウンセリングにおいて、第1章でもお伝えしている「〜してはいけない」をなるべく使わないこともそのひとつです。実は、リバウンドを繰り返さないためには、正しいダイエットの知識を得ることが何よりも大切です。

本書では開院から4年、30万人（外来実績）のダイエットを成功に導いた当院のノウハウと私が日々目にしている科学データ（エビデンス）を軸に、ダイエットを成功させるために必要な正しい知識を42の項目で記しました。

本書をきっかけに「健康的に無理なくやせる」ことがいかに大切か、そしていかに簡単なことかを知ってもらえれば幸いです。

ディオクリニック統括院長
藤井 崇博

CONTENTS

序章

ダイエット成功者だけが知っている「3つのマインドセット」

第1章

やせるために知っておきたい「食事」の正解

第2章 やせ効果が爆上がりする「習慣」の正解

第3章 脂肪を減らして寿命を延ばす「健康管理」の正解

第4章

子どもの健康を守る、親の心得

序章

ダイエット成功者だけが知っている「3つのマインドセット」

男性の3人に1人、女性の4人に1人が肥満!?
アフターコロナ事情

「日本人は世界的に見てもやせている」。そのようなイメージを持つ人も少なくないでしょう。

確かに、テレビなどでアメリカをはじめとする海外の方々がインタビューに答えている映像を見ると、日本人に比べてふくよかな人が多い印象を受けます。

事実として、OECD（経済協力開発機構）加盟国で欧米諸国と日本の肥満の割合を比較すると、アメリカの肥満率は67・5％で、36か国中一番低い日本の27・2％の約2・5倍です（図表①）。データ上では日本人の肥満の割合は、諸外国と比べても群を抜いて低いと言えるでしょう。

しかし、実はこのデータにはある落とし穴があります。OECDが使用しているBMI数値（身長と体重から算出される肥満度を表す指数）の判断基準は、WHO（世界保健機関）の基準で

図表① OECD加盟国の過体重または肥満の人口

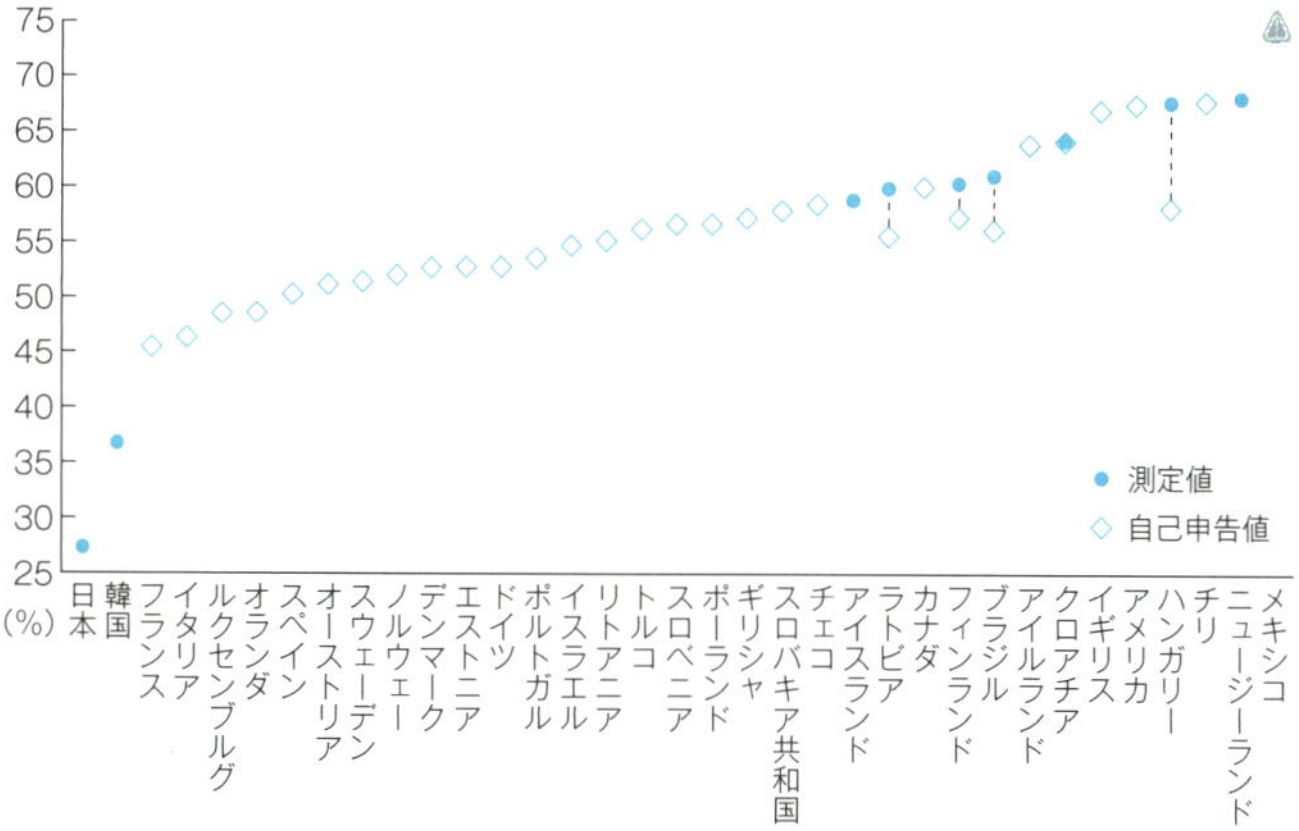

出典：OECD (2024), Overweight or obese population (indicator). doi: 10.1787/86583552-en (Accessed on 16 April 2024)

あるＢＭＩ30以上を肥満と定義している一方、日本では日本肥満学会が定めたＢＭＩ25以上を肥満と定義しているからです。

つまり、**日本の基準を用いて改めて肥満の人の割合を調べてみると、日本人男性の3人に1人、女性では4人に1人が肥満である**ことが明らかになりました。

日本が欧米諸国に比べて肥満の割合が低いことには変わりはありませんが、日本のデータの中身を再度確認してみると、少し見方が変わってくるのがわかります。

日本でＢＭＩ30を超えるほどの肥満の人の数はさほど多くはありませんが、**ＢＭＩ25以上の人は年々増加傾向にあります。**

その原因のひとつに挙げられるのが、昨今の新型コロナウイルスの影響です。新型コロナウイルス感染拡大防止による自粛生活で運動習慣がなくなったり、環境が変わったりしてしまったことも肥満の人が増えている要因と言われています。

また、肥満と新型コロナウイルスの関係性では、**肥満の人が新型コロナウイルスに感染すると、普通体型の人に比べて6倍も重症化しやすく予後が悪い**ことも明らかになっています。その理由は、肥満になると糖尿病や高血圧などの生活習慣病を合併することが多いためです。

このように、日本人は確かに世界的に見ても肥満の人の割合が低いのは事実です。しかしその一方で、コロナ禍も相まってＢＭＩ25以上の人が増加傾向にあり、太っている人が少ないとは言えなくなってきているのも昨今の現実なのです。

結果を出している人だけが知っている「3つのマインドセット」

本書を手に取ってくださったほとんどの方は、「夏までにあと5㎏やせられたらなぁ」「ウエストがあと5㎝細かったら幸せなのに」「今すぐこの太い脚をなんとかしたい！」——などなど、ご自身の体になんらかのコンプレックスをお持ちかと思います。当院にいらっしゃる大半の方も「とにかくすぐにやせたい」と、カウンセリングでご希望をおっしゃいます。ダイエットをするなら、「最速・最短で結果を出したい！」そう思う人の気持ちは痛いほどわかります。しかし、医者としての立場から述べさせていただくと、その考え方こそが、ダイエットが長続きしない、あるいはダイエットに挫折してしまう一番の原因なのです。

ひとたびSNSを開けば、「1日で○㎏落ちた」「1分でウエストマイナス○㎝」などのタイパを意識したダイエット方法が山のように投稿されています。確かに、体験者や投稿者のビフォーアフターの写真では、一時的にやせたり細くなったりしているように思えます。しかし、その方々の1年後、5年後、10年後はどうなのでしょうか。

食生活をガラリと変えたり、これまでまったく行っていなかった運動習慣を無理やり日常に組み込んだりすれば、確かに一時的に体重を落とすことは可能かもしれません。しかし、180度変わった生活スタイルを、目標体重になった後もキープできるのは強靭な精神力の持ち主だけです。

断言できるのは、**ダイエットを成功させるために必要なのは、自分の体と正しく向き合うこと。そして、「やせるための正しい知識を知り、やせるためにこれまでのダイエットに対する考え方を変える」こと**です。

私が勤務しているクリニックに通う患者様も、ダイエットに対する考え方を変化させることで、みな驚くほど目標体重・体型を手に入れ維持しています。

ほとんどの方がダイエットに成功しているにもかかわらず、難しいことは何ひとつしていません。もちろん、「医療ダイエット」という方法ゆえ、お薬や機械の力は借りていますす。しかし、実は最も大事なのは、「肥満=病気」の認識を持ってもらい、正しい方法でダイエットを継続していく。これだけです。結局、食事や習慣を変えるという王道なやり方が一番やせやすくリバウンドしにくいことは、日々の診療で身をもって感じています。

こうした自身の経験を踏まえ、次項からはダイエットで結果を出している人だけが知っている3つの「やせるためのマインドセット（やせる意識）」をご紹介します。その3つとは、

①「食べない」ではなく「食べる」ダイエットを

②「〇〇してはいけない」ダイエットは9割失敗する

③めざすは10年後も「健康で美しい」体づくり

一見、目新しいことはないようにみえますが、実は**これを意識するかしないかで、結果は大きく変わってきます。**

やせるマインドセット❶

「食べない」ではなく「食べる」ダイエットを

ダイエットを始めたときにやってしまいがちなのが、運動を取り入れるよりも食事量をセーブして減量すること。しかし、**食事量を極端にセーブしたやり方は、短期的な効果は出やすいのですが、リバウンドしやすいことがわかっています。**

そして、食べないダイエットはリバウンドするだけでなく、病気のリスクを高める可能性もあります。女性は特に、生理不順や月経停止、ホルモンバランスの乱れ、肌や髪のパサつきなど、見た目だけでなく病気のリスクを高める可能性があるため、注意しなければなりません。

そもそも「食べる」という行為は、私たちが生きていくために必要な行為であり、エネルギーチャージのためにも欠かせないものです。

ここで、正しくダイエットを知るために、まずは巷で流行っている誤ったダイエットの認識を正しておきましょう。

食べないと胃は小さくなる？

「日常的に食事量を減らすと胃が小さくなるからやせられる」。ダイエットの常識として一度は見聞きしたことがあるかもしれません。

実はこれ、まったくのデタラメです。

そもそも人間の胃の大きさは、体型にかかわらずほとんど個人差がないと言われています。食べたものが胃に運ばれると、それに合わせて胃は伸縮して消化活動を始めます。食事の量が多ければその分、胃は一時的に大きく膨らみ、消化が終われば元の大きさに戻るということを繰り返しているのです。

ご飯を食べ過ぎたときに、妊婦さんのようにお腹がポッコリ膨らむのはこのため。

胃の大きさは、そのときの食事量によるものなので、**大食いの人が、食事量が少なくなったからといって胃そのもののサイズが小さくなるわけではありません。**

しかし、大食いの人が食事量をセーブしてしばらくすると、少ない食事量でも満足するようになります。「じゃあやっぱり胃が小さくなっているのでは？」と思ってしまうかもしれませんが、それは、胃ではなく脳の満腹中枢によるものです。

食事量をセーブするとき、よく噛んで食べるようにしたり、食事の時間を長くしたりすることで、満腹中枢を刺激して少ない食事量でも満足できるようになっていきます。

脳は、その人の食生活の情報を少しずつ学習しているため、毎日食べ過ぎていると「満腹ライン」が高くなり、少食ならそのラインが下がっていくのです。

ＳＮＳは情報過多、モデル体型を目指すことでの落とし穴

ダイエットを考えた人なら誰もが一度は憧れる「モデル体型」。最近はＳＮＳでモデルや芸能人をより身近に感じられるようになったことから、特に若い女性は、「あの人の体型になりたい」と無理なダイエットをすることも珍しくありません。たしかに、モデルを見るとスラッとした体で堂々と洋服を着こなしており、その姿に憧れない人はいないでしょう。

当院にも、そのような希望をお持ちになってダイエットに取り組む患者様がいます。モ

デル体型を目指すあまり「少しでもBMIを減らしたい」「見た目の細さを重視したい」と食事量を極端にセーブしてしまうのです。

しかし、**単に体重だけを減らして「やせている=美しい」とする思考はとても危険**です。

さらに、今ではSNSの普及で情報過多になっており、自分で科学的に正しいダイエット法を取捨選択するのが難しくなっています。モデルや芸能人が実践しているダイエット法が、実は健康を損ねる危険な方法であることも考えられます。

モデル体型に憧れ、食事制限だけを行って運動をしないと、脂肪だけでなく筋肉量も減ってしまいます。その結果、**若くしてサルコペニア（高齢になるに伴い、骨格筋の量が低下し、筋力や身体機能が低下した状態）予備群になってしまう可能性がある**ため、十分注意が必要です。

食べないダイエットより食べて満足ダイエット

食べないダイエットは短期間でも体重が減りやすく、みるみるうちにやせていくことがうれしくなって、さらに食事量をセーブしてしまうケースも珍しくありません。

しかし、食事と食事の間隔が長くなればなるほど、体は1回の食事からたくさんの栄養を吸収しようとして太りやすくなってしまいますし、**極端に食事を減らしてしまうと低血糖や栄養不足になってしまうため、健康的にやせることはできません。**

その過ぎたる形が摂食障害です。当院でも、医療機関では診断はされていないものの、明らかな摂食障害の症例に出会うことが少なからずあります。

太るのが怖くて食べられないので一時的に極端に食事量を減らしてしまう方や、いったん食べ始めると止まらなくなるけれど、太りたくないから嘔吐を繰り返す方など、食事に関連した行動の異常が続いてしまう。体重や体型に対する本人のとらえ方を中心に、心と体の両方に影響が及ぶ状態が摂食障害です。

「食べない」という考えの中には必ず「摂取カロリーを増やしたくない」という思いがあるのですが、摂取カロリーを抑える方法は「食べない」という選択肢以外にもあります。

例えば、適度に糖質制限をしてたんぱく質と野菜中心の食事に切り替え、適切な量を食べるだけでも、摂取カロリーを抑えることができます。この方法なら、しっかり食事を摂っているので栄養不足や低血糖への不安もなくなります。

以前、当院に通われていた患者様のお話です。

お仕事柄会食も多く、お酒もかなり嗜む方だったのですが、その回数と比例するように体重が増加。独自で調べたサプリを購入して飲んだり、SNSなどで流行っているダイエット法を試したりしたものの思うような結果が出ず、当院にいらっしゃいました。投薬の併用とともに正しい食事の知識を身に着けることでお酒の飲み方を変えたり、自身でお料理をされる際に味付けを調整したり、会食時にも上手に食欲をコントロールできるようになったことで、結果的に15・5kgの減量に成功しました。

このように、良かれと思ってやっているダイエットや信じて疑わなかったダイエットの豆知識は、実は間違っている可能性があります。

今のトレンドは「食べてやせる」ダイエット。食べないダイエットの危険性については、第1章でたっぷりとお伝えします。

やせるマインドセット２

「○○してはいけない」ダイエットは9割失敗する

ダイエット中、「間食をしてはいけない」「糖質を摂ってはいけない」「お酒は飲んではいけない」など「○○してはいけない」という制限をかけてしまうことはないでしょうか？

しかし、こうした**制限つきのダイエットは9割失敗する**と断言します。

「○○してはいけない」と、あれこれ制限をつけると精神的なストレスを感じ、その結果、ホルモンバランスが変化し、かえって食欲が増進してリバウンドしてしまうことも少なくありません。

また、ダイエット中にストレスがかかっていると、精神面だけでなく頭痛や倦怠感など実際に体に変調をきたす可能性もあるので注意が必要です。

ダイエット期間中にストレスを多く感じると、無理をしていたぶん、反動でリバウンドもしやすくなります。そんなときは、反対に「○○はしていい」というマインドにチェンジすることでストレスが軽減される可能性があります。

「週に1回はカフェで甘いものをご褒美として飲んでもいい」「野菜やたんぱく質ならたくさん食べてもいい」「たまにであればジャンクフードも食べていい」のように、**「していいこと」に気持ちをシフトするだけでダイエットのモチベーションが上がり、継続してダイエットができる**ようになります。

一番つらい食事制限を楽しいものに

当院でも患者さんへの栄養指導の際は、「〇〇してはいけない」という表現は極力避けるようにしています。

減量において一番つらいのは食事制限です。つらいから続きませんし、そもそも食欲は自分の意思ではコントロールしづらいものだからこそ、制限をし過ぎるとその反動で過食したり、代謝が悪くなったりして、余計にやせにくい体になってしまう場合があるのです。

例えば当院のようなダイエットクリニックで、医師監修の食事指導を受けるのもひとつの方法です。つらいときはプロに相談できるというのが患者様の安心感につながり、モチベーション維持に一役買っています。

パーソナルトレーニングなどでのストイックな食事制限とは違い、「しっかり食べながら健康的にやせられる食事」を提案しているため、ダイエット中の悩みである肌や髪がボロボロになるといった心配もありません。

カロリー制限、糖質制限、お菓子禁止などとひとつのことに固執するよりも、複合的に自分にあったものを探すことがダイエット成功の近道なのです。

やせるマインドセット 3 めざすは10年後も「健康で美しい」体づくり

肥満が将来の健康リスクに大きく関わることはよく知られています。しかし、現時点で糖尿病や脂質異常症などの病気を発症していなければ、どこか他人事として見て見ぬふりをしてはいないでしょうか？

世界的に見ても肥満は大きな課題となっていて、日本でも２０２４年４月８日から脂肪の吸収を抑えて肥満の改善を助ける「アライ（一般名オルリスタット）」が、処方箋なしでも薬局で購入できるようになりました。

肥満薬の世界市場は現在60億ドルあり、アメリカのアナリストは2030年までに100億ドルに成長すると発表しています。それほど、世界的に見ても肥満対策は喫緊の課題なのです。

肥満の改善は見た目に自信を持つという意味合いもありますが、それ以上に**ダイエットは病気の一次予防として、10年後の自分が健康に過ごすために必要なもの**とも言えます。

大切なのは一次予防としての「健康になるためのダイエット」

ダイエットの目的には「見た目をよくしたい（真意のほどは別として）」ためのダイエットと、「健康になる」ためのダイエットがあります。

女性は、前者の見た目のためのダイエットにこだわる割合が多いのですが、**本当に目指すべきは一次予防のための「健康になるためのダイエット」**です。

一次予防とは、病気の予防や健康増進を目的としていて、健康診断などで病気を発見するための予防とは異なり、病気を未然に防ぐことに重きを置いています。
肥満になると、近い将来に次のような怖い病気になるかもしれません。

・糖尿病
・脂肪肝
・高血圧
・心筋梗塞
・脳卒中
・認知症
・変形性関節症
・閉塞性睡眠時無呼吸症候群
・がん　　　　　　　　　　　　　　など

これらの病気は、発症してから治療を始めるのでは手遅れになってしまう可能性もあります。

病気を発症する前から対策を行うことで、重症化しないで済んだり、適切な治療で症状を改善させたりすることができます。

何よりも、**今から病気に備えてダイエットを行い、健康を維持することで、健康寿命を延ばすことができる**のです。

健康寿命が延びれば、その分、歳を取ったときに趣味や旅行などさまざまなことを楽しむことができ、周りの人に比べてイキイキと元気に過ごすことができるでしょう。そのため、私は一次予防としてのダイエットを推奨しています。

一次予防を目的としたダイエットは、まだ病気を発症しているわけではないため、なかなかモチベーションを上げたり意識を変えることは難しいかもしれません。

特に日本では医療費の自己負担が安いので一次予防の意識が低いという背景もあります。しかし、病気になって重症化すると、生活が一変します。その結果、家族や職場など周囲にも大きな影響を与えます。

未然に防げる病気は、日頃から注意をすることでリスクを下げていくという意識が大切なのです。

やせるマインドを手に入れれば、リバウンドしない体が手に入る

前出の通り、世界と比較すれば日本人はやせている人が多いというデータが報告されている一方、日本国内の推移を見ていくと実は日本人の肥満の人の割合は年々増加しているのが現状です。

また、日本と同じアジア圏の中国では、肥満人口が世界一の米国に次ぐ6200万人に達し、世界有数の「肥満大国」となりました。より深刻なのは、**肥満とされる未成年の人口が爆発的に増え、将来、糖尿病やがんなどにかかる予備群が急増している**ことです。

当院に来られる方はほとんどが日本人含むアジア人ですが、アジア圏とアジア圏以外の人ではダイエットや体型に対する意識が違うと日々診療をしていて感じます。

特に、日本人は体重という数字を過度に気にしすぎている傾向があるような印象を受けます。非アジア圏の人は自分の体重を知らない人も多く、体重という数字より見た目、スタイルを気にする印象があります。

欧米圏などでは、「やせている」と相手に使うことは褒め言葉として捉えず、見た目に言及するのはむしろ失礼に当たるとされているほど。

体重としての数字はもちろん大事なのですが、数字だけに踊らされるダイエットはとても危険です。

巷には短期間のダイエットの効果をうたったものも多数ありますが、**あなたの今の体は20年、30年かかって作られているもので、1分程度の運動で見た目が変わるのは正直見せかけでしかありません。**

健康な体を手に入れるためのダイエットでは、数字や見た目の細さにこだわらず、自分のペースでやせることが大切です。

ここまで、ダイエットを成功させるために必要な正しい意識「マインドセット」の方法を述べてきました。いよいよ次章からは、具体的な42の内容について解説していきます。

第1章

やせるために知っておきたい「食事」の正解

「食べない」ダイエットほど危険なものはない

ダイエットをする人の多くは「〇〇は食べない」「〇〇してはいけない」のように、極端な制限をして自分を追い込んでしまいがちです。これでは挫折してしまうのも無理はありません。

食べないダイエットこそがリバウンドの原因であり、極端な食事制限はかえってやせにくい体質を作ります。さらには、極端な食事制限を続けているとホルモンバランスが乱れて生理不順になったり、生理が止まったりして将来的に不妊を招く可能性まであります。

細さを求めるあまり無理をしてしまい、将来出産を望んだときに「あの頃極端なダイエットをするんじゃなかった」と後悔しても遅いのです。

「食べないダイエット」は、まさに百害あって一利なし。今は「食べてやせる」がトレンドです。

第1章では、食べる物やその比率、順番を賢く調整して、食べながらやせるための方法を紹介します。

01

食事は「何を食べないか」ではなく「何を、どの順番で食べるか」

ダイエットをはじめたとき「まずは食事の量を減らそう。ダイエット中は、糖質を制限して、たんぱく質と野菜だけにする」――このように考える人がいます。

確かに普段から消費カロリーに比べて摂取カロリーが大幅に上回っている人であれば、食事の量をセーブすることで、ダイエットをしながら食生活の改善につながるのも事実です。

しかし一方で、「〇〇を食べない」「〇〇してはいけない」などの制限付きのダイエットは、精神的なストレスの原因となり、かえって食欲が増進したり、ホルモンバランスが乱れる原因になったりしてしまいます。

また、世間の認識として「ダイエット＝糖質制限」というイメージがありますが、ダイエット中に糖質をまったく摂らないというのは論外です。次項で詳しく解説しますが、糖質も体にとって大切な栄養素であることから、**ダイエット中は〝糖質を制限する〟のではなく、糖質を含めて食べ方を工夫することが大切**なのです。

そこで私が推奨しているのが、**「何を食べないか」ではなく、「何を、どの順番で食べるか」にフォーカスした食事法**です。巷では「食べ順ダイエット」として知られています。

食べ順ダイエットは糖尿病の食事療法でもある

食べ順ダイエットとは、毎回決められた順番で食事を摂るダイエット法です。この方法は、もともと糖尿病の食事療法として実践されてきた経緯があります。

糖尿病の患者様は、健康な人に比べて食後の血糖値が高くなるだけでなく、血糖値が下がるまでに時間がかかります。血糖値が高い状態が続くと血管が傷つきやすくなって、心筋梗塞や脳梗塞の引き金になってしまうため、糖尿病の患者様は「食べる順番を工夫して血糖値を抑える工夫」をしているのです。

では、健康な人は食後の血糖値の上昇が緩やかだから大丈夫なのか、と言われるとそういうわけでもありません。健康な人でも食べる順番によっては血糖値が急上昇する可能性があり、結果、血糖値を下げるためにインスリンが過剰に分泌されて脂肪を溜め込みやすくなる。つまり、太りやすくなってしまいます。

そのため、まずは食べる順番を意識して血糖値の急な上昇を抑えることが肝心なのです。

ダイエットのための理想的な食べる順番は？

皆さんは食事のときに何から手を付けますか？　まずはほっと一息つくために汁物から？　健康を意識してサラダや副菜から？　それともがっつりメイン料理から？

何から食べるか考えるのも食事の楽しみのひとつではありますが、食べ順ダイエットの視点で見ると、ダイエットや血糖値の急な上昇を抑えるためには、次の順番で食べることを意識するのがおすすめです。

①汁物：スープ、味噌汁

②副菜（食物繊維）：サラダ、おひたし、野菜の煮物、きのこ、海藻類など
③主菜（たんぱく質）：肉、魚、卵など
④主食（糖質）：ごはん、パンなど

この順番は和食、洋食、中華など、どの食事でも取り入れることができますが、特におすすめなのが和食です。**和食は、食材を生かした味付けが多く、調味料が工夫されていることから、大量の油を使わなくても一品一品が満足度の高い内容となっています。**

また、調味料や飲み物など、気づかないところで糖質を摂取している場合もあります。特に、糖質の摂りすぎを意識してダイエットをしているときは、**食べ順と併せて調味料にも気を使うと、よりダイエット効果が高くなるでしょう。**

マヨネーズやサラダ油、バターはカロリーが高い反面、意外と糖質量が少ない調味料です。使いすぎは禁物ですが、糖質をコントロールしたい場合には上手く利用できます。

糖質が多い調味料

砂糖、はちみつ、こしょう、みりん、からし、わさび、白味噌、焼肉のたれ、ウスター

図表② 意外に盲点な調味料の糖質量

糖質の多い調味料	砂糖、はちみつ、こしょう、みりん、からし、わさび、白味噌、焼肉のたれ、ウスターソース、ケチャップ
糖質の少ない調味料	塩、サラダ油、バター、穀物酢、マヨネーズ、薄口しょうゆ

ソース、ケチャップ
（100gあたりの糖質が多い順）

糖質が少ない調味料

塩、サラダ油、バター、穀物酢、マヨネーズ、薄口しょうゆ
（100gあたりの糖質が少ない順）

最近では手軽に糖質オフができるダイエット向けの調味料も販売されていますから、そうしたものを上手に活用するのもいいでしょう。

やせる MIND SET マインドセット

食べないダイエットはリバウンドの原因に。食事は「汁物↓副菜↓主菜↓主食」の順番を意識することでやせやすい体になる。

02 「糖質制限すれば誰でもやせられる」は間違い

糖質制限ダイエットをすれば誰でもやせることができるのか、と問われると、答えは残念ながらＮＯです。

ごはんや麺類、パンが太りやすいと言われるのは「糖質」が多く含まれているためですが、その一方で、本来、糖質は体に必要な栄養素です。

「糖質制限ダイエット」の影響で、「糖質＝太る」というイメージをお持ちの方も多いようですが、これはまったくの間違いです。本当は**「糖質を摂りすぎる＝太る」が正解**なのです。

誤った認識を正しい知識に置き換えるために、まずは本題に入る前に糖質とはどのような栄養素なのかを説明しておきます。

まず、皆さんご存じの通り、糖質はたんぱく質、脂質と並ぶ三大栄養素のひとつで、脳や筋肉、脂肪組織のエネルギーとして利用される唯一の栄養素です。エネルギーとして使われる過程で、小腸でブドウ糖に分解されて、肝臓に蓄えられたり、余った分は脂肪として貯蓄されたりします。

極端な糖質制限でエネルギー不足になると、私たちの体は、集中力が低下したり、判断力が鈍くなったり、やる気が出なかったりと、仕事や家事など日常生活にも影響が出てしまいます。

しかしその一方で消費エネルギー以上に糖質を摂取すると、脂肪として蓄えられる量が増えて太ってしまうという仕組みです。

糖質を摂らないとなぜ危険？

糖質が分解されてできるブドウ糖は、脳の唯一のエネルギー源であるため、糖質制限をして体内のブドウ糖が不足すると、日常生活のあらゆる面でパフォーマンスの低下を招くことはすでにお伝えした通りです。それだけでなく、**慢性的に糖質が不足すると、代わり**

に筋肉のたんぱく質を分解して利用するようになります。すると、筋肉量が低下して基礎代謝も下がって「太りやすい体質」になってしまうのです。

ダイエットで食事の糖質を抜く人もいますが、正しいダイエットのためには適切な量の糖質を摂取することが大切です。厚生労働省の『日本人の食事摂取基準2020年版』によると、糖質の理想的な摂取量は男女ともに1日の総エネルギーの約50～60％です。

例えば、30～49歳の女性が1日に必要なエネルギー量は2000キロカロリー。つまり1日に必要な糖質量の中央値は1150キロカロリーほど。糖質は「1g＝4キロカロリー」で計算されるので、1日で摂取したい糖質量は約288gです。

これを3食で分けると、1食あたり約96gとなります。

1食分の献立に当てはめてみましょう。

・お茶碗1杯分のご飯（150g）：糖質量約53g
・とんかつ（200g）：約18g
・千切りキャベツ：約1・7g

・大根の味噌汁：約5・3g

これで合計約78gです。必要量に比べると少なく感じますが、実際には、間食や飲み物でも糖質を摂取しているため、これなら適正に糖質を摂取できていると言えます。

「糖質＝太る」という考えは捨てて、適度に糖質を摂りながらバランスの良い食事を心がけるのがおすすめです。

やせる
MIND SET
マインドセット

「糖質＝太る」は間違い。適度に糖質を摂取することで、リバウンドせず、パフォーマンスを落とすことのないダイエットができる。
「糖質は制限するのではなく、摂り方を工夫する」ことが大切。

03
「ダイエットにはカロリー制限」は正しいのか

巷にはさまざまなダイエット法があり、そのときそのときでトレンドも変わっていきます。糖質制限がダイエット法として浸透する前、王道のダイエット法として紹介されていたのがカロリー制限でした。

カロリー制限のやり方はとてもシンプルで、摂取カロリーよりも消費カロリーが上回るように調整するというもの。もしくは、消費カロリーが上回らなくても、これまでの食事内容を見直して全体の摂取カロリーを抑えるようにする方法です。

このカロリー制限も正しい知識を持たなければ、きれいに、健康的にやせることができません。と言うのも、**カロリー制限で極端に食事量をセーブすると筋力低下や、生理不順、不妊の原因になるだけでなく、ダイエット後にリバウンドしやすくなると言われてい**

るからです。せっかく意欲的にダイエットに取り組んでいるのに、体調を崩してしまっては元も子もありません。

当院にも、過去に極端なカロリー制限ダイエットを行ったために体調を崩したという患者様が通院されるケースがあります。

近年では、健康的にやせるためには、「何を食べなかったか」ではなく「何を食べたか」が重要視されていますが、カロリー制限ダイエットでは、カロリーの高い脂質や糖質を極端にセーブしがちになります。しかし、これらは、健康的な体を維持するためには欠かせない栄養素でもあります。そのため、適切な量を摂取した方が、結局はリバウンドしづらく、健康的にきれいにやせることができるのです。

適度なカロリー制限で老化も予防する

適度なカロリー制限は、ダイエット効果を得られるだけでなく、老化を抑制することがわかっています。

じゃあ、適度なカロリー制限はどのくらいなのかと言うと、**必要な食事摂取量の8割程度**です。この8割程度とは、特定の食べ物の量を極端に減らすのではなく、主食・主菜・副菜・汁物の全体を少しずつ減らしていつもの量の8割程度にするということ。

実は、この際に生じる「もう少し食べたい」という気持ちを抑えて体に軽いストレスをかけると、体内にNAD（ニコチンアミド・アデニン・ジヌクレオチド）という補酵素が増えることが近年わかりました。

このNADはエネルギー産生をする際に必須な物質で、長寿遺伝子に働きかける補酵素です。体の中で代謝を進める歯車のような役割をしており、アンチエイジング作用（抗老化作用）があることも報告されています。

しかし、残念ながらこのNADは加齢とともに減少してしまいます。

つまり、**腹八分の食生活は、健康に良いことに加えて、老化予防の観点から見てもおすすめ**ということです。

一方、絶食に近いような非常に過激なダイエットをすると、ストレス負荷が強すぎて体調を崩したり、たんぱく質が不足して肌のハリや髪のツヤが失われたりして、一気に老化が進んでしまうため要注意です。

アンチエイジングを意識するのであれば、必要な食事摂取量の8割程度を目安にするということを意識してください。

やせる
MIND SET
マインドセット

極端なカロリー制限はリバウンドだけじゃなく、老化を早めてしまう危険性も。ダイエットやアンチエイジングのためにも、食事は「腹八分目」を心掛ける。

04 「食事回数は少ないほうがやせる」は勘違い

「摂取カロリーを減らしてやせられるなら、単純に食事回数を減らせばいいんじゃないか」――。ダイエットをしている人が陥りがちな考え方です。

これまで「1日3食＋間食」という食生活を送っていた人が、「1日2食」、あるいは「1日1食」にすると、1日の総摂取カロリー量が少なくなるため、効果的にやせられると考えるのは当然と言えば当然なこと。

しかし、**私たち人間の体とは不思議なもので、実は食事回数が少なくなればなるほど太りやすくなります。**

確かに「1日1食ダイエット」のように、1日の食事回数を1回にすれば、総摂取カロリー量は少なくなるため、短期的に見ると体重は落ちやすくなります。ですが、私たちの体には学習能力があり、食事と食事の間隔が長くなればなるほど1回の食事からたくさんの栄養を吸収しようとし、結果として太りやすくなってしまうのです。

そればかりか、食事回数が減ることで、空腹時間が長くなってまとめ食いやドカ食いにつながりやすくなります。その結果、1日の総摂取カロリー量が減らず、かえってエネルギー過剰になって太ってしまう可能性もあるのです。

こうした特性を利用している人たちもいます。それが力士です。

力士の食事回数は1日2回です。彼らは、朝食抜きで稽古をして、昼と夕方に食事をします。それぞれの食事では、皆さんご存じのように大盛ご飯を何度もおかわりして、ちゃんこ鍋を食べて体を大きくしています。

そして、ご飯を食べるとすぐに横になり体を休めるのです。太りやすい体質にしていると言えば少し語弊がありますが、食事回数を減らすことで栄養を吸収しやすくする体の特性を利用しながら、体当たりされても負けない体を作っているのです。

このように、**食事回数を減らしたからといって必ずしもやせるわけではありません。**健康的にやせるためには、食事回数よりも食事内容を見直すのが正解なのです。

やせる MIND SET
マインドセット

「食事回数を減らせばやせられる」は大きな間違い。摂取カロリーや糖質を適度に摂取し、「1日3食」食べることで、結果的に健康的でリバウンドしづらい体になれる。

05

若い頃と食べる量は変わっていないのに太る、本当の理由

若い頃に比べて体型が変化して太ったと感じるとき、「昔と食べる量はそんなに変わらないのにおかしいなぁ」と思ったことはないでしょうか。健康を意識して、ドカ食いやカロリーオーバーにも気を付けているにもかかわらず、体型が変化するのではショックも大きいかもしれません。

歳を重ねるごとに体型が変化していくのはごく自然なことだとわかっていても、いつまでも若い頃の体型を維持したいと思うのは、誰もが抱える心理です。

若い頃と食べる量は変わっていないのに太る――。その理由は「基礎代謝量」の変化にあります。

基礎代謝量とは、心臓を動かしたり呼吸をしたり体温を維持したりする「生命維持」の

ために必要なエネルギーのこと。このエネルギーは、ソファで横になってテレビを見ているときでも使われており、「覚醒している状態で必要な最小限のエネルギー」とも言えます。

基礎代謝は年齢に関係なく、24時間絶え間なく使用されています。しかし、歳とともに基礎代謝量は低下するため、昔と同じ食生活を続けていると当然ながら消費カロリーが少なくなるために、太りやすくなってしまうのです。

消費カロリーが少なくなるということは、食事内容を見直して、運動する機会を増やす必要があるということ。ここでつい陥ってしまいがちなのが「食事量を減らせばいい」という短絡的な考え方です。

しかし、摂取カロリーを制限してしまうと、筋肉を維持するためのたんぱく質やビタミンなどの栄養までもが不足してしまいます。**摂取カロリーを減らせば、脂肪だけが減ってくれる、なんて都合のいい話はない**のです。

基礎代謝量には筋肉量が関係しているため、筋肉がなくなってしまうとさらに基礎代謝量が減ってしまい、完全に悪循環です。

こうならないためには**食事量は変えず、食事内容を見直すことが大切**です。低カロリーでもたんぱく質やミネラルが豊富な食事を心掛け、そのうえで、基礎代謝量を増やすために意識して運動するのがいいでしょう。

やせる
MIND SET
マインドセット

「若い頃に比べてやせにくくなった」と感じた場合は、食事量を減らすのではなく、食事の内容を見直し、体を動かす習慣をつける。

06

朝食を抜いて総カロリー量が減ればやせられる？

ダイエットの有無にかかわらず、近年、大人も子どもも朝食を食べない人が増えています。その理由として、朝食を食べるぐらいなら寝ていたい、身だしなみに時間をかけたいなど、さまざまな事情があるでしょう。

農林水産省によると、若い世代の朝食の摂取頻度は、「ほとんど食べない」「週に2〜3日食べる」と回答した人の割合が約26％と高い値を示しています。特に20〜39歳の男性では、約32％の人が欠食していることがわかります（図表③）。

前出のように、朝食を食べない理由は人それぞれですが、**実は朝食を食べないと2型糖尿病のリスクが高くなる**という研究結果も報告されています。これは、すでに肥満の人だ

図表③　朝食の摂取頻度（性・年代別）

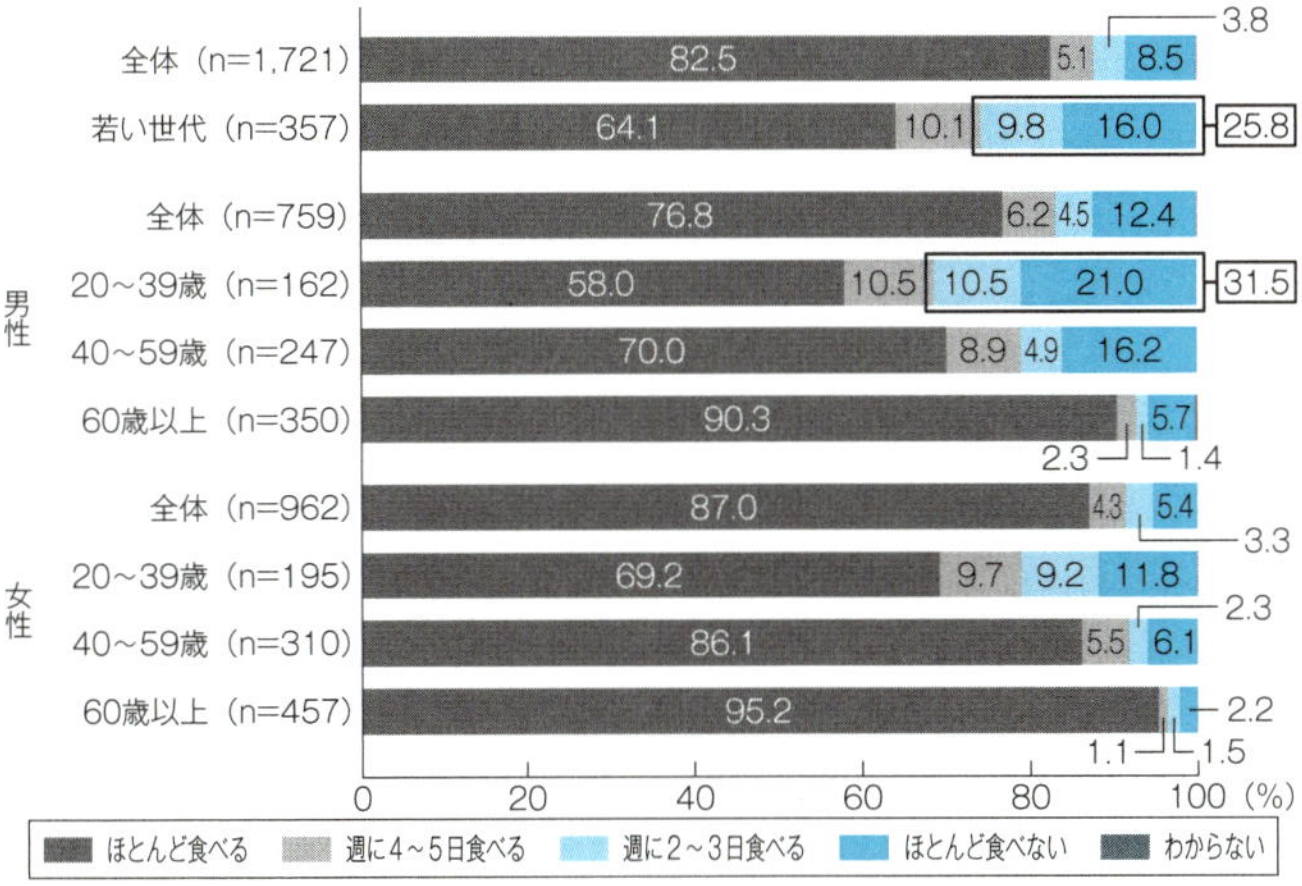

出典：農林水産省「食育に関する意識調査」

けでなく、やせている人や普通体型の人も同様にリスクが上がる傾向にあります。

子どもも高齢者も朝食を食べないと糖尿病のリスク増

さらに最近、大人と同じように、**朝食を食べないことが子どもの肥満や2型糖尿病のリスクを高める**ことが、東京医科歯科大学大学院の藤原武男氏らによる研究で明らかになりました。

東京都足立区内の中学校の生徒を対象とした研究で、朝食欠食の習慣がある子どもは、糖尿病予備群になる割合が有意に高かったと報告されています。

2型糖尿病は、あるとき突然発症する病

気ではなく、糖尿病予備群と呼ばれる段階を経て発症します。2型糖尿病の発症リスク因子には運動不足、肥満、家族歴や食習慣の乱れなどの生活習慣が影響を及ぼすことが知られていますが、このリスク因子は、朝食を食べないことでインスリンの作用が十分に発揮できなくなったり、消費エネルギー量が低下したりして糖代謝に悪影響が及び、糖尿病になるリスクが上昇するからと考えられています。

加えて、高齢者でも朝食を食べないと肥満になりやすいことも奈良県立医科大学の研究で明らかになっています。

つまり、**若い人でも高齢者でも、年齢に関係なく、健康のため、ダイエットのためには「朝食は食べたほうがいい」**というのが私の見解です。

ダイエットのカギはGLP－1を増加させること

1日の摂取カロリーを減らす手っ取り早い方法は朝食を食べないことですが、前項でご紹介したようにこれでは2型糖尿病のリスクを高めてしまうためNG。では、健康に害を及ぼすことなくダイエットを成功させるためにはどうすればいいか。まずは1日の食生活をトータル的に見直すことが非常に重要になります。

第2章で詳しく取り上げている「地中海式ライフスタイル」の食事内容は、通称、「やせホルモン」と呼ばれる「GLP－1」の分泌量を増やす効果があると言われています。

しかし、この方法を実践していても朝食を食べないのでは意味がありません。なぜなら朝食を食べないでいると、やせホルモンのGLP－1の分泌量を減らしてしまうからです。

やせホルモン「GLP－1」とは？

まずはGLP－1（Glucagon Like Peptide-1）とは何かを説明しておきましょう。

GLP－1は小腸下部のL細胞と呼ばれる細胞に存在しており、食品に含まれるブドウ糖やたんぱく質、脂肪などさまざまな栄養素の刺激を受けて分泌が促されます。健康な人であれば、食事を摂ると自然に分泌される生理的ホルモンです。

このGLP－1は、インスリンの分泌を促して血糖値を下げる働きがあります。そして、満腹中枢を刺激して食欲を抑えたり、胃から腸への食べ物の排出を遅らせて満腹感を長持ちさせたりする働きがあるという、まさに、**ダイエット効果を高めるためには欠かせ**

ないホルモンなのです。

しかし、朝食を抜くと昼食を摂取するまでGLP－1の優れた恩恵を受けることができませんし、GLP－1が関わる1回目の食事が2回目の食事後の血糖値上昇を抑制する効果があることも報告されています。これを「セカンドミール効果」といいます。

セカンドミール効果とは、最初に摂る食事（ファーストミール）が、次に摂った食事（セカンドミール）の後の血糖値にも影響をおよぼす現象のことです。つまり、朝食（ファーストミール）に後ほどご説明する血糖値の上昇が緩やかなGI（Glycemic Index）値の低い食品を選んで摂ると、食後の血糖値が抑えられるだけではなく、昼食（セカンドミール）後の血糖値上昇も抑えることができるということなのです。

このセカンドミール効果を検討するために行われた試験があります（図表④）。朝9時に第1食を3グループ（大豆菓子、米菓子〈せんべい〉、何も食べない）に分け、続いて第2食を第1食の3時間後の昼12時に、3グループ共通で市販の栄養食品を食べてもらいました。

その後、食後の血糖を測定したところ、結果的に1食目に大豆菓子を食べたグループは米菓子を食べたグループよりも血糖の上昇の程度が小さかったのです。各グループは2食

図表④　セカンドミール効果

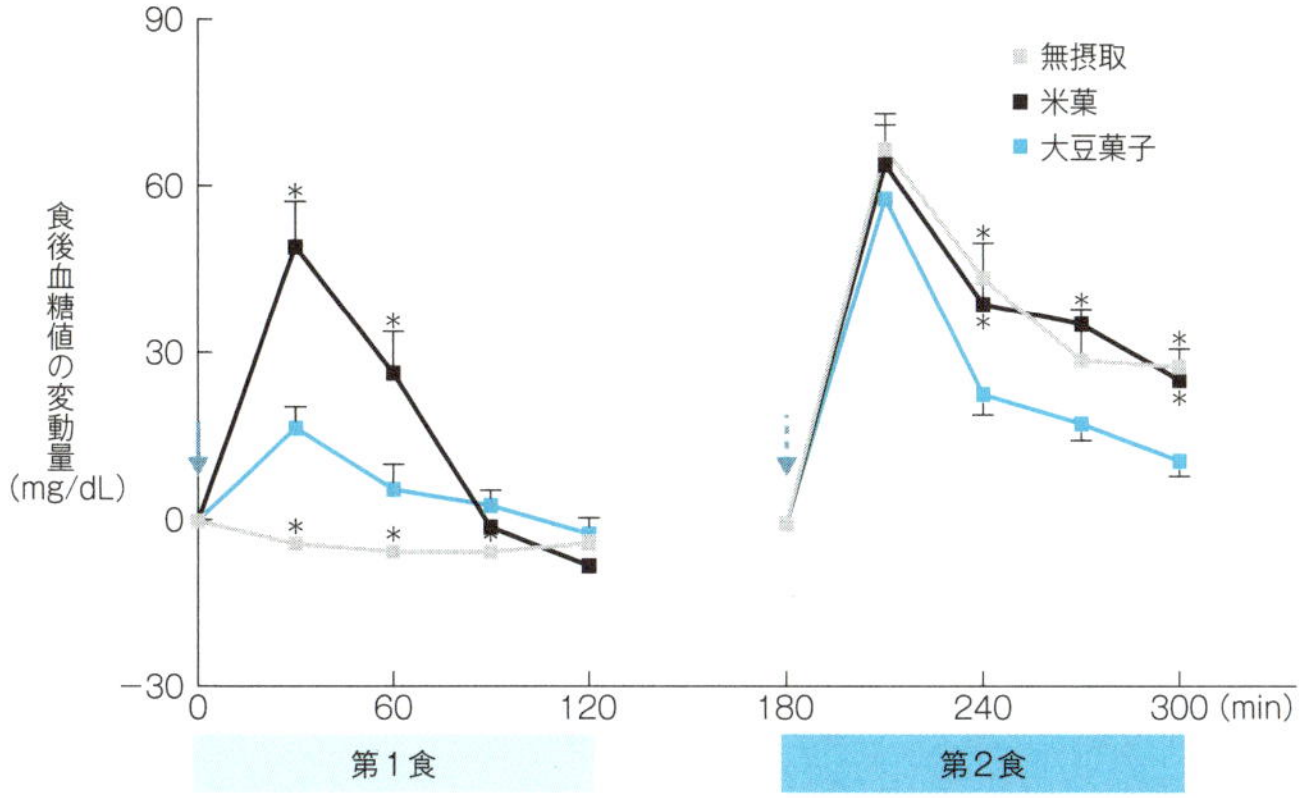

(共通食：市販栄養調整食品)

出典：岩下聡ほか、大豆配合焼き菓子の血糖応答とそのセカンドミール効果にかんする検討「薬理と治療」36（5）：417−27（2008）

目に同じものを食べたのにも関わらず1食目に大豆菓子を食べておくと食後の血糖が低く抑えられることがわかりました。

さらに大豆菓子を食べたグループは、米菓子を食べたグループに比べ、食後240分～300分の血糖値が低く抑えられ、何も食べなかったグループと比べても、大豆菓子グループのほうが低い結果でした。

他の試験では、大麦＋白米の「大麦混合ごはん」を食べたグループのほうが、「白米ごはん」を食べたグループより食後の血糖値が上がりにくいことがわかりました。

また、朝食に「大麦混合ごはん」を食べたときのほうが、昼食も食後の血糖値の上昇を抑えることが確認されています。

先ほど、若者を中心に朝食を食べない人の割合が増えていると言いましたが、朝食を食べない人が、空腹に任せてお昼ご飯を食べ過ぎると、血糖値はみるみるうちに上昇します。

お昼ごはんを食べると午後、仕事中にもかかわらず眠くなってしまうのは、急に血糖値が上がる「血糖値スパイク」と呼ばれる現象によるもので、急な血糖値上昇で血管に負担がかかる状態を放置し続けると、糖尿病のリスクが高まることがわかっています。

このように、**朝食を抜くとGLP－1分泌が減少し、血糖コントロールがしにくくなるだけでなく、糖尿病のリスクも高めます。**さらに、**1日のGLP－1の総分泌量も減ってしまうため、やせにくい体になってしまう**のです。

また、ダイエット効果を高めるためには朝食を食べてGLP－1を分泌させることが重要ですが、朝食を食べる際は朝食の時間が早ければ早いほど、1日の総GLP－1の分泌量は増えることがわかっています。

GI値とGL値の低い食品を賢く選ぶ

先ほどGI値の低い食品を選ぶことが重要だと述べましたが、ダイエットを考えるうえで重要なこのＧＩ値、そしてこちらも大切なＧＬ（Glycemic Load）値について少しご説明しておきます。

ＧＩ値とは、炭水化物を50ｇ摂取した時の血糖値の上がり方を示した数値です。血糖値が最も上がりやすいブドウ糖を摂取したときの吸収度合いを基準（１００）として、食品ごとに相対的な値で表されています。ＧＩ値が高い食品を食べると血糖値が急上昇し、インスリンが過剰に分泌されてしまいます。

一方で、ＧＩ値の低い食品を選べば、食後に起こる血糖の急上昇によるリスク増が報告されている動脈硬化や肥満、２型糖尿病を含むメタボリックシンドローム、加えて認知症の予防や改善にもつながります。

セカンドミール効果を期待するなら、朝食（ファーストミール）は、ＧＩ値の低い玄米や全粒粉パン、大麦、大豆などを取り入れるのがいいでしょう。これらは糖質が低く、食物繊維も豊富なのでファーストミールに適しています。

ただし、ＧＩ値はとても有用な指標なのですが、大きな欠点があります。

それは、一度に食べる量を想定していない点です。例えば、炭水化物を50ｇ食べるのに、白米であれば茶碗に１杯弱（約１５０ｇ）、いちごなら50粒程度です。一度にご飯を茶

図表⑤　主な食品のGI値と1食分のGL値

	食品名	GI値	1食分の量(g)	GL値
主食	白米	80	150	34
	コーンフレークシリアル	78	30	20
	玄米	76	150	26
	パン（白小麦）	75	30	11
	全粒粉パン	72	30	9
	カレーライス	67	150	41
	うどん	62	180	30
	そば	59	180	25
	スパゲッティ（白小麦）	47	180	22
根菜類	焼き芋	82	150	37
	じゃがいも（ゆで）	76	150	22
	かぼちゃ	71	80	8
	フライドポテト	64	150	19
	にんじん	46	80	3
	さつまいも（ゆで）	45	150	13
飲料・スナック類	コカ・コーラ	63	250	16
	豆乳	40	250	7
	牛乳	30	250	4
	せんべい	91	30	23
	ポテトチップス（塩味）	56	50	12
	アイスクリーム	49	50	6
	チョコレート	43	50	12
	ダークチョコレート	23	50	6
果物	スイカ	76	120	5
	パイナップル	59	120	8
	キウイフルーツ	53	120	6
	マンゴー	51	120	8
	オレンジ	42	120	5
	いちご	40	120	1
	りんご	37	120	5
	グレープフルーツ	25	120	3
豆類・ナッツ	大豆（ゆで）	18	150	1
	グリーンピース	54	80	4
	カシューナッツ	25	50	3
	ピーナッツ	18	50	1

出典：The University of Sydney. glycemicindex.comを基に作成

碗に1杯は食べることはあっても、いちご50粒を一度に食べるというのは現実的ではありませんよね。

そこで考えられたのが、一度に食べる量を想定して表されたGL値です。

GL値は、「GL値×食品に含まれる炭水化物の量」で表されるので、GI値よりも現実的な値となります。まずは図表⑤を参考に、GI値、GL値の低い食品に置き換えることからはじめてみましょう。

やせる
MIND SET
マインドセット

ダイエットのためには朝食を食べることをおすすめ。
さらに、朝食を食べる時間が早ければ早いほど、ダイエット効果がある。

07 ダイエット中の間食は絶対にダメ？

ダイエット中、食事内容を見直すとき、「間食をやめよう」と考える人も多いでしょう。確かに、これまで1日に何度も間食をしていた人は、ダイエットを機に間食の回数や内容を見直す必要があります。

しかし、前述のとおり、ダイエット中の「〜してはだめ」という考え方は、かえってストレスを生み、挫折やリバウンドの原因になりかねません。ダイエットを続けるコツは「適度に自分へご褒美を与えて楽しく続けること」。だから私は、ダイエット中は一切間食をしてはいけない、とは思いません。

ただし、**間食をするなら、「太りにくい間食」を賢くチョイスすることが肝心**です。

ここで、私がおすすめする太りにくい間食を紹介しておきます。

①高カカオ含有チョコレート

▼どんな方におすすめか

チョコは食べたいけど、糖質が気になる方

▼補える栄養

カカオポリフェノールは心筋梗塞、脳梗塞の原因となるＬＤＬコレステロール、いわゆる悪玉コレステロールの酸化を防ぐため、動脈硬化を予防できる。カカオポリフェノールには抗老化作用もあり

②和菓子（きんつば、ようかん）

▼どんな方におすすめか

ある程度甘いものを食べたい方

▼補える栄養

食物繊維

③スルメイカ

▼どんな方におすすめか

歯ごたえ、満腹感、満足感を得たい方

▼補える栄養

たんぱく質、ビタミンB12、ビタミンE（LDLの改善に効果があり、動脈硬化を未然に防ぐ）

これらの間食を食べるタイミングは、**日中の仕事で食事を規則的に食べられている人なら15時頃、仕事等でその時間に食べるのが難しい人は食後3～4時間後を目安**にするといいでしょう。

やせる
MIND SET
マインドセット

「ダイエット中に間食をしてはいけない」と考えなくて大丈夫。
チョコ、和菓子、スルメイカなど、賢くチョイスし、
ストレスによるリバウンドを防止する。

08 人工甘味料はダイエットの強い味方？

ダイエット中、糖質やカロリーを制限するあまり、人工甘味料を使用した食べ物や飲み物を意識的に選んではいないでしょうか。

特にダイエットコーラのように人工甘味料を使用した炭酸飲料は、通常のコーラと味に差がないうえにカロリーも抑えられているため、ダイエット中の代用品として選ばれています。しかし、こうした人工甘味料を使った食品は扱い方に注意しなくてはなりません。

それは、**人工甘味料はさまざまな病気の発症リスクを高める可能性がある**ためです。

がんの発症リスクを高める

「アスパルテーム」「アセスルファムＫ」「スクラロース」。これらは人工甘味料の成分として知られています。そして、これらの名前を見聞きするとある病気がピンとくる方もいるでしょう。その病気とは、私たちにとって身近な病気のひとつ「がん」です。

これまでも、人工甘味料が発がん性物質となる可能性があることは知られていました。これには、人工甘味料が体内の慢性的な炎症やＤＮＡの損傷を引き起こしたり、腸内細菌叢に影響を与えたりすることが関係すると考えられています。

また、ダイエット飲料を日常的に飲んでいる人たちでは、がんリスクが比較的高いことも一部の研究で示されています。

２０２２年、フランス国立保健医学研究所（ＩＮＳＥＲＭ）のCharlotte Debras氏らは、砂糖の代わりに使用される、アスパルテーム、アセスルファムＫ、スクラロース（人工甘味料）の摂取量と、がんリスクとの関連を発表しています。

その発表によると、これらの人工甘味料の摂取量が多い人では、がんのリスクがわずかに高まる可能性のあることが報告されました。

人工甘味料の摂取量が多い人では人工甘味料を摂取していない人と比べて、がんと診断されるリスクが13％高いことが示されています。人工甘味料の種類別に見ると、アスパルテームで15％、アセスルファムKで13％のリスク上昇です。
アスパルテームやアセスルファムKなどの人工甘味料は日本だけでなく世界中で使用されています。健康のことを考えるなら、ダイエットに限らず人工甘味料を安易に取り入れるのは控えた方がよさそうです。

心筋梗塞や脳卒中のリスクも上昇

2023年にWHO（世界保健機関）が人工甘味料をダイエットや体重コントロール目的で摂取しないよう勧めるガイドラインを発表しました。

ガイドラインでは、**心疾患や糖尿病、がん、慢性肺疾患など長期間の肥満などが原因で起こる病気のリスクを低減するために、人工甘味料を使わないようにする**ことを呼びかけています。

このガイドラインの対象は成人だけでなく、子どもや妊娠中・授乳中の女性も対象にしており、**人工甘味料を使用すると、心疾患や2型糖尿病など成人の死亡原因となる病気を発症するリスクが高まる**ことが示されています。

さらに、人工甘味料の摂取量の増加に伴って心血管疾患のリスクが上昇することは、前述のフランス国立保健医学研究所のCharlotte Debras氏らの発表でも示されています。なかでもアスパルテームは脳卒中などの脳血管疾患、アセスルファムKとスクラロースは心筋梗塞などの冠動脈性心疾患のリスクと関連することが明らかになりました。

人工甘味料に体重減少効果はあるのか？

では、ダイエット中に砂糖の代わりに人工甘味料を使っていれば体重は減るのでしょうか？　残念ながら、その答えはＮＯです。

やせるために砂糖ではなく人工甘味料を利用している人も少なくありませんが、**人によっては人工甘味料を用いてもダイエット効果がないばかりか、食欲を高めてしまう可能性もある**ことがわかっています。

南カリフォルニア大学（ＵＳＣ）ケック医学校のKathleen Page氏らの研究のように、人工甘味料が減量に役立つという複数の結果がある一方で、体重増加や2型糖尿病、代謝性疾患を増やす可能性を指摘した研究も存在します。

人工甘味料で味付けされた飲み物を飲むと空腹感を感じ、結果として食べ過ぎてしまう可能性があるとのこと。

ハンバーガーやピザを食べるとき、罪悪感をなくすためにダイエットコーラを飲む人もいるでしょうが、かえって食欲が増す可能性があるため注意しなければならないということです。

ダイエット中も適度なご褒美は必要ですが、人工甘味料の常用は控えるのが賢明ということです。

やせる
MIND SET
マインドセット

ダイエット目的で人工甘味料を使用するのはNG。かえって食欲が増加する可能性、さらには病気リスクを高めるという研究も。人工甘味料に頼るのは避けたほうが賢明。

09

「ジャンクフードこそが肥満の原因」なのか？

手軽に食べられることから、ついつい口にしてしまうジャンクフード。体によくないとわかっていても、疲れて何も作りたくない日や休日などに無性に食べたくなってしまいませんか？

ジャンクフード代表ともいえるハンバーガーやピザなどには糖質と脂質が多く含まれています。そのため、頻繁に食べていると肥満の原因になってしまうことは、簡単に想像ができるでしょう。

できればジャンクフードを日常的に食べるのは控えたいものですが、その気持ちとは裏腹にどうしても食べたくなってしまう中毒性があるのも事実です。

この「ジャンクフードの中毒性」について、ドイツ・マックスプランク協会のSharmili

Edwin Thanarajah氏らがある興味深い研究結果を発表しました。

Sharmili Edwin Thanarajah氏らによると、高脂肪・高糖質の食品を繰り返し摂取すると、同じカロリーの低脂肪・低糖質食品を摂取した場合と比べて、体重や代謝パラメータに変化がないにもかかわらず、**嗜好性の高い食品への反応が高まるように脳の神経回路が変化する**ことが示された、というのです。

体が欲していなくても、脳がジャンクフードの味を求めてしまう——。食べないにこしたことはありませんが、どうしても食べたくなった場合は、この「中毒性」には十分注意が必要でしょう。

ジャンクフードとの上手な付き合い方

肥満にならないためには、食環境を整えて高脂肪・高糖質の食品の摂取を減らすことがとても大切なことはおわかりいただけたかと思います。

ただしそうはいっても、これらの食品を避けてばかりではストレスが溜まってしまいドカ食いしたりリバウンドしてしまったりして、結果的にダイエットが失敗してしまうのも事実。

私が考えるダイエット成功の秘訣は、ジャンクフードを食べるときにルールを決めることです。

例えばジャンクフードを食べる頻度を見直す。「ジャンクフードをたまに食べている」と言っても、「たまに」の頻度は人それぞれです。月1回の人もいれば、週に1回の人もいるでしょう。

ジャンクフードを週1回以上摂取することは、健康的な食事という意味では少し多い印象です。できれば週1回以下にして、前後の食事で野菜中心かつ高たんぱくの食材を取り入れることが理想です。

クリニックに通っている患者様からこんなお話をお伺いしました。

もともと外食がメインでジャンクフードが大好きという40代の女性だったのですが、カウンセリングで食事についての正しい知識を知り、これまでいかに自分が体によくない食べ物を食べていたのかを思い知ったことで、一念発起。毎日ランチに食べていたラーメンを定食に変え、食事の記録をアプリに残す習慣をつけたところ、目標体重を達成した後も、そのままの状態をキープしているとのことです。

そして、もうひとつ注意したいのがジャンクフードを食べるときの飲み物です。炭酸飲料や加糖飲料をつい飲みたくなってしまいますが、これらには多くの砂糖が含まれているため、できれば控えたいものです。

無類のフラペチーノ好きで、毎日1、2杯は飲む、と豪語されていた患者様の場合も、正しい食事の知識を得ることで習慣が一変。「あんな飲んでいたフラペチーノが甘く感じてしまって、飲めないんです。不思議ですよね」とおっしゃっていました。この方は、半年で25kgの減量に成功し、「みんなに小顔になったと言われるの」、と嬉しそうに報告してくださいました。

チートデーのジャンクフードと炭酸飲料・加糖飲料の組み合わせは問題ありませんが、ジャンクフードを食べる機会が多く、毎回こうした飲み物を利用する場合には、水やお茶に切り替えることをおすすめします。

やせる
MIND SET
マインドセット

ときには自分に甘くして、ジャンクフードを許してあげるのもOK。ただし、頻度と、一緒に飲む飲み物には気を付けよう。

10 辛いものは食欲増進するからダイエットには不向き？

「辛い食べ物はダイエット効果がある」と見聞きしたことはないでしょうか？

一方で、キムチや辛い鍋、辛口のカレーなどを食べると、いつもより多く白米を食べてしまうことがあります。辛いものを食べると、消化器の粘膜が刺激され、消化液や唾液の量が多くなるため食欲が増してしまうのです。

となると、やはり辛いものはダイエット中には避けたほうがいいのでしょうか。


実は、キムチの摂取と体重の関連性を調べた研究は韓国を中心にこれまでたくさん報告されてきました。そうした研究では、**キムチの摂取量が多いとBMIの増加が少ない**ことがわかっています。

また、マウスを使った実験では、キムチが腸内微生物叢の組成と短鎖脂肪酸の生成を変化させることにより、**肥満とそれに関連する神経炎症の予防および改善に効果が期待できる可能性がある**ことが示唆されています。

これまでの研究でも、キムチは体重だけでなく、脂肪の蓄積や体内の炎症を抑える働きがあるのではないかと考えられてきました。また、キムチには善玉菌であるラクトバチルスが豊富に含まれています。このラクトバチルスは女性の妊娠の継続や着床をサポートしてくれる善玉菌として知られているもの。さらに研究によると、コレステロールの上昇を抑えるという働きもあることが報告されています。

ダイエット中に辛い物が食べたくなったら、韓国料理にキムチをプラスするのがよさそうです。

やせる
MIND SET
マインドセット

ダイエット中に辛い物を食べるなら、キムチがおすすめ。ただし、その際には、白米の食べ過ぎに注意を。

11 朝食をたくさん食べて、夕食を少なくすればやせられる？

ダイエットのセオリーのひとつとして「朝食をたくさん食べて、夕食を少なくする」というものがあります。これは、朝たくさん食べても日中に活動すればカロリーを消費できるけれど、夜は活動が抑えられ、摂取したカロリーを消費できないため。つまり、夜よりも朝たくさん食べる方が、ダイエット効果が得られやすいと考えられているからです。

しかし、この食事スタイルをしている人を失望させるデータが、英アバディーン大学ローウェット研究所のAlexandra Johnstone氏らの研究によって明らかになりました。

朝食と夕食、どちらに重きをおくべき？

今回の研究ではＢＭＩ27～40で、慢性疾患のない18～75歳の成人30人を対象に試験を実施しています。

研究参加者を2つの群に分けて、一方には朝食をたくさん食べる食事スタイルを実施しました。もう一方は、夕飯をたくさん食べる食事スタイルを実施して両群にどのような変化が見られたかを観察しています。

4週間後に1週間のウォッシュアウト期間（何も行わない期間）を設けて、今度は最初の4週間とは異なる条件で、再度別の食事スタイルを4週間続けています。

その結果、どちらの条件でも同等の減量に成功したのです。つまり**時間帯で食べる量を変えたからといって結果に変わりはなかった**ということ。

つまり朝食と夕食どちらをたくさん食べるかで両者の間に減量効果の科学的に有意な差は認められなかったのです。これまで朝食をたくさん食べて、夕食を少なくする食生活をしていた人にとっては少々残念な結果です。

朝食は1日の活力につながる

ただし、朝食と夕食どちらをたくさん食べるかで両者の間にひとつ大きな違いが見つかりました。

エネルギー代謝への影響に違いはありませんでしたが、朝食をたくさん食べる食事スタイルでは夕食をたくさん食べる食事スタイルよりも空腹感が抑制され、**1日を通して食欲をコントロールしやすくなる効果が示されていた**のです。

とはいえ、時間栄養学（栄養を摂取する時間帯と健康への影響の研究）は、比較的新しい科学であるため、まだエビデンスが十分ではないことに注意が必要です。

やせる MIND SET
マインドセット

健康的にもダイエット的にも、
理想はバランスよく3食を食べることが大切。

12 体重が増えたら断食をすればすぐに元に戻る？

「最近ちょっと太っちゃったから、断食して体重を減らそう」。よく耳にするセリフですよね。特に大型連休や年末年始、歓送迎会の時期は飲み会の機会も増えるため、食べ過ぎや飲みすぎによる体重増加が気になってしまい、増えた分をてっとり早く減らすために「断食」する方々が多いように思います。

ここ最近話題になっていた「16時間ダイエット」や「断食ダイエット」は、食べる時間を制限する食事スタイルです。断食ダイエットのメリットは、食べる内容は変えることなく、食べる時間だけを制限するため、比較的ストレスがないと言われています。

例えば、「5：2ダイエット」は、2日間断食し、5日間普通に食べる断続的な断食法です。「隔日断食」は、断食日と摂食できる日を交互に繰り返す断食法で、「時間制限食」

は、1日の中で特定の時間帯で食事をし、それ以外は何も食べないといった断食法です。どの方法も、基本的には「一定期間食事を断つ」ことに変わりはありません。摂取カロリーを断つことで、その期間は体内に蓄えられた糖質や脂肪をエネルギーとして使用し、ダイエット効果を狙うものです。

最近は断続的断食のメリットを報告する論文等も増えてきています。そこで近年報告されている断食に関する研究をここで紹介しておきましょう。

断続的断食は減量と心血管代謝マーカーの改善傾向がある

米イリノイ大学のKrista Varady氏らの報告によると、断続的断食には減量と心血管代謝マーカーの改善効果が認められることがわかりました。

検証の結果、断続的な断食の全てのタイプで、減量と心血管代謝マーカーの改善傾向が見られたのです。

ただし、臨床的に意義があるとされる5％を超える減量は、「隔日断食」と「5：2ダイエット」でのみ認められています。「時間制限食」ではその効果は認められませんでした。

これらの結果から見ても、**断食による減量は、血圧や悪玉コレステロール、および中性脂肪を低下させ、心臓病のリスクを抑える効果的な手段である可能性があります。**さらに、**インスリン抵抗性を改善し、2型糖尿病の予防に役立つと考えられます。**

私個人の考えとしては、断続的な断食に関する今後の研究では、ごく一般的な人々でも順守可能な方法なのかを評価する必要があるように思っています。短期的に継続はできても、中長期的に継続は簡単ではないかもしれないためです。

また、断続的断食によって心臓発作や脳卒中リスクが減るのか、あるいは寿命延伸につながるのかという点で現状では、断続的断食の効果が誇大に伝えられている傾向があるように思います。

「断食すればやせられる」という情報だけを切り取って気軽に開始したものの、その人に慢性疾患があったり、無症状ではあるものの内部疾患が隠れていたりする場合には、断食ダイエットをすることそのものに注意が必要です。

慢性疾患があったり、健康状態に不安があったりする人は、まずは医師に相談し、断食ダイエットを行ってもよいか判断を仰ぎましょう。

やせる

MIND SET

マインドセット

「隔日断食」「5：2ダイエット」にはダイエット効果、血圧改善や心臓病のリスクを減少、2型糖尿病予防の結果が。

ただし、断続的断食に関しては不明な点がある。

13

ダイエット中はカロリーの高いたんぱく質も控えるべき？

筋トレやダイエットをしているかどうかは関係なく、普段の食生活でもたんぱく質の積極的な摂取が推奨されています。そもそもたんぱく質は体にとって必要不可欠な栄養素です。ただしその一方で、ダイエット的には、たんぱく質のカロリーも気になるところ。

本題に入る前に、まずはたんぱく質の働きを説明しておきましょう。

たんぱく質は体の機能維持に欠かせない栄養素

たんぱく質は、私たちの体を作るもとになる栄養素です。肉や野菜、豆類、乳製品など、多くの食品に豊富に含まれており、食事から摂取するとたんぱく質がアミノ酸に分解されます。

アミノ酸に分解されると、次は代謝や各臓器で利用されたり、筋肉のもととなったりします。また、いつまでも若々しく過ごすために欠かせない、肌や髪、爪の材料としても使われ、さらにホルモンや免疫物質にも関与しています。

では、たんぱく質が不足するとどうなるかと言うと、肌荒れや髪のダメージ、爪が薄くなるなどの見た目に影響が出るだけでなく、基礎代謝が落ちて太りやすくなります。また、免疫力が低下して風邪をひきやすくなったり傷が治りにくくなったりもします。

さらに、筋肉量が減って血糖値が上がりやすくなるため糖尿病のリスクが上昇します。加えて、筋肉量が減り、脳への刺激が少なくなるため認知機能にも影響が現れるようになります。つまり認知症のリスクが上昇するのです。

たんぱく質の不足を防ぐためには、若いうちからたんぱく質の積極的な摂取が大切です。厚生労働省の『日本人の食事摂取基準2020年版』では、**18歳以上の1日のたんぱく質の推奨摂取量は女性が50g、男性が65g**です。

しかし、多くの人は日常的にたんぱく質が不足しています。まずは図表⑥を参考にし

図表⑥　食品に含まれるたんぱく質の量

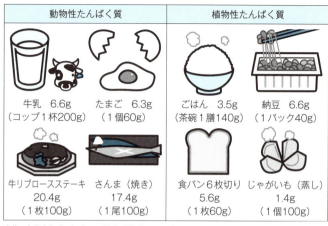

動物性たんぱく質		植物性たんぱく質	

牛乳　6.6g （コップ１杯200g）	たまご　6.3g （１個60g）	ごはん　3.5g （茶碗１膳140g）	納豆　6.6g （１パック40g）

牛リブロースステーキ 20.4g （１枚100g）	さんま（焼き） 17.4g （１尾100g）	食パン６枚切り 5.6g （１枚60g）	じゃがいも（蒸し） 1.4g （１個100g）

出典：食品成分データベース（文部科学省）より、各食品の可食部のたんぱく質量を算出して作成

て、自分がたんぱく質をしっかり摂れているか確認してみてください。

高齢者は1日20品目以上を目安にしてたんぱく質を摂取

たんぱく質が不足しているという人は、たんぱく質を多く含む食品を食事メニューに取り入れて、推奨量に近づくように工夫をしましょう。

しかし、高齢になると、食が細くなることからたくさん食べることが難しくなってきます。

では高齢者のたんぱく質の摂取はどのようにすればよいのでしょうか。

高齢者がたんぱく質摂取推奨量を満たす

ためには、1日20品目以上を目安に食事を摂ると良いことが国立研究開発法人医薬基盤・健康・栄養研究所の渡邉大輝氏らの研究により報告されました。

筋肉量や筋力は30歳を過ぎた頃から低下し始め、高齢になるとその影響が顕著に現れます。人によっては筋肉量や身体機能が低下するサルコペニアや年齢とともに筋力だけでなく心身の活力が低下してしまうフレイルによる要介護リスクが高まります。

このサルコペニアとフレイルを予防するには、やはりたんぱく質をしっかり摂取することが、高齢者にとってとても重要なのです。

たんぱく質の1日の摂取量の目安は、先ほどお伝えしたように女性50g、男性65gです。

歳とともに体重が減少しやすい高齢者においては、品目を増やして小鉢などでたくさんの食品を摂取することが体重の増加とたんぱく質の摂取につながります。

高齢になってからと言わず、今のうちから、毎日の食事でたんぱく質を摂取することを意識しておけば、筋トレやダイエットに役立つだけでなく、将来の病気リスクの低減に役立ちます。なかなか細かい数字まで気にしていられないという人は、まずは食事の品数を増やすことを意識してみるといいでしょう。

やせる
MIND SET
マインドセット

たんぱく質は1日あたり、女性50g、男性65gを目安に摂取し、
筋肉量が落ちないように気をつけることで、ダイエット効果も期待できる。

14 内臓脂肪を減らすためには上手に油と付き合う

健康リスクにかかわる内臓脂肪を減らすためには、糖質制限をすると効率が良いのは事実です。しかし、これまでにもお伝えしてきた通り、過度な糖質制限はかえって太りやすい体質になってしまうため、バランスを取りながら糖質を控えることが大切です。

では、内臓脂肪を効率良く減少させつつ、栄養面も充実させるためにはどのような食事を摂ればよいのでしょう。

私がおすすめしているのが「スマート和食®」と呼ばれる食事です。スマート和食とは花王の内臓脂肪研究から生まれた、「しっかり食べつつ太りにくい」を実現する食事法です。

２０１３年に「和食」が日本の伝統的な食文化として、ユネスコの無形文化遺産に登録されたのは記憶に新しいことですが、和食はヘルシーでありながらメニューのレパートリーも多く、世界各国から注目を集めています。その中でも特に注目されているのが、和食が健康的であるという点です。

和食は内臓脂肪の蓄積予防に効果あり！

京都医療センターと花王株式会社らの研究グループは、日本の伝統に基づく食事が、内臓脂肪面積に及ぼす効果などを調査し、報告しています。

その調査では、**たんぱく質と食物繊維とオメガ3脂肪酸が、内臓脂肪蓄積の予防と関連する**ことが報告されました。

内臓脂肪を減らすための食事として重要なポイントは次の3つです。

①脂質を減らしてたんぱく質を増やす
②糖質を摂る前に野菜、きのこ、海藻類などの食物繊維を多く摂る
③脂質を摂るならオメガ3系脂肪酸を積極的に摂る

オメガ3系脂肪酸の代表的なものには、植物性の大豆油やなたね油、特にエゴマ油やアマニ油などの良質な油に多く含まれるα-リノレン酸、いわしやあじ、サバなどの青魚に多く含まれるEPAやDHAがあります。

ダイエットに取り入れたい医師が薦める油

脂の取り過ぎは肥満の原因になる一方で、**いい油を適量摂取することは、健康に役立つだけでなく、ダイエットにも効果的です。**

脂質は、1gで9キロカロリーあり、三大栄養素の中では一番効率よくカロリーを補給できる栄養素です。脂質は細胞膜やホルモンなどの材料になるほか、脂溶性ビタミンの吸収を助ける、腹持ちを良くする、便秘の改善などの働きがあります。

そのため、生活習慣病などを予防するなど健康的に良い報告があるのも事実です。ただし、ダイエット中に炒め物や揚げ物をするときは、次に紹介する健康に良い油を使用するのがいいでしょう。

キャノーラ油

原料はアブラナの種子です。なたね油とも呼ばれています。皆さんも普段料理するときによく使っているでしょう。透明で無臭のため、さまざまな料理に活用しやすいのが特徴です。最近では、ＬＤＬコレステロールの抑制効果がある、オレイン酸を多く含むハイオレイックタイプ（オレイン酸75〜85％）などが増えています。

ゴマ油

中華料理、天ぷらなどに使用すれば香ばしい香りが食欲を掻き立てる油です。オレイン酸と心臓病の予防効果があるリノール酸をそれぞれ40％程度含み、強い抗酸化物質セサミンを含んでいます。

ヒマワリ油

原料はヒマワリの種子で、品種改良されたハイオレイックタイプ（オレイン酸75〜85％）などが流通しています。

オレイン酸やリノール酸などのオメガ脂肪酸が含まれる一方で、太りやすい飽和脂肪酸の含有量は少ないため、美容や健康に気を使っている方の間で人気を集めている油です。

エキストラバージンオリーブオイル

パスタやサラダ、ドレッシングなど加熱してもそのままでも使用できる万能な油としても知られるオイルです。オリーブの果実を搾ってろ過しただけの、一切化学的処理を行わないバージンオイルのことをエキストラバージンオイルと呼びます。

オリーブオイル中の脂肪酸の約70〜80％はオレイン酸で、悪玉コレステロール改善効果が期待できます。

グレープシードオイル

ポリフェノールが豊富で、クセがなく和食やたまご料理にも相性が良い油です。原料はぶどうの種子で、オレイン酸は20％、リノール酸が70％の割合で含まれています。

ココナッツオイル

ココナッツを原料とした油です。消化の良い中鎖脂肪酸が含まれているため、エネルギーに変換しやすいのが特徴です。独特の風味がありカレーやコーヒー、お菓子などと相性が良いでしょう。

エゴマ油

原料はシソ科エゴマの種子です。体内でDHAやEPAに変換されるオメガ3系脂肪酸を多く含み、血流改善や炎症予防などに効果が期待できます。

いくつか健康に良い油を紹介しましたが、それぞれ体に対する影響が異なります。また、効果には個人差や相性もあることから、多用するのは避け、あくまでも普段の料理の置き換えとして利用してください。

やせる
MIND SET
マインドセット

キャノーラ油、ゴマ油、ヒマワリ油、エキストラバージンオリーブオイル、グレープシードオイル、ココナッツオイル、エゴマ油など、健康とダイエットにいい油を積極的に取り入れて内臓脂肪を減らしていこう。

15 外食では低カロリー食をチョイスしているから大丈夫？

ダイエット中は、摂取カロリーを減らそうと、意識的に低カロリーなものを選ぶことがあります。しかし、このときやってしまいがちなのが「低カロリーだから少しぐらいいつもよりたくさん食べても大丈夫」と、かえって食べ過ぎてしまうことです。

とくに飲み会や友人との外食では、ついつい食べ過ぎてしまい、結果的にカロリーオーバーになってしまうことも珍しくありません。「今日ぐらいいいか」という気のゆるみもありますが、一方で次のような研究結果も出ています。

米ペンシルベニア州立大学のPaige M.Cunningham氏らの研究によると、料理表のメニューに**「低カロリー」と一言添えておくと、いつもより食べ過ぎてしまいやすい**ことが明らかになりました。

確かに、ダイエット中に食料品を購入するときに、パッケージに「低カロリー」と目立つように書かれていたら、自然とそれを手に取ってしまいます。しかし、そう書かれているからと言って、いつも以上に食べてしまっては意味がありません。

大切なのは低カロリー食にしているから大丈夫と思わずに、低カロリー食を取り入れながら食事を工夫していくこと。

覚えておいてほしいのは、自分が食べるべき適切な食事量を知り、そのうえで食品を選ぶことです。料理や商品を選ぶ際はどのような言葉が並べられていようとも、自分の基準で選ぶ、という考え方が必要なのです。

やせる
MIND SET
マインドセット

ダイエット中に低カロリー食品、低カロリーメニューを選ぶのはおすすめ。ただし、低カロリーだからといって食べ過ぎてしまうのは注意。単品のカロリーではなく、1食あたりの総カロリー数に気を使おう。

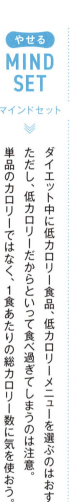

16 ダイエット中は絶対に禁酒？

「ダイエット中はもちろん禁酒しましょう」とは、よく言われることです。

お酒の種類によっては糖質が多い場合もありますし、アルコールの作用で食欲が増して食べ過ぎてしまうこともあります。

しかし、「〇〇してはダメ！」と制限を増やしてしまうとストレスが溜まってダイエットが長続きしません。そして、ダイエット中も楽しみがなければ、中長期的な継続は難しいでしょう。ダイエット中はお酒を控えるに越したことはありませんが、太りにくいお酒を選んで楽しむことで、これまでのダイエットを水の泡にせずに済みそうです。

まずは、「なぜお酒を飲むと太るのか」について説明しておきましょう。

種類にもよりますが、お酒には糖質が多く含まれています。単純にお酒を飲みすぎると

図表⑦　太りやすいお酒、太りにくいお酒

太りやすいお酒	梅酒、日本酒、ビール
太りにくいお酒	ハイボール、生レモンサワー（焼酎、ウオッカ、ジン）、糖質0ビール ※レモンサワーでも、レモンシロップが入っていると、糖質量が多くなるので注意が必要。

糖質を多く摂取するので、カロリーオーバーになり脂肪に変換されます。

また、前述のように、アルコールには食欲増進効果があるので、食事やおつまみなど食べ過ぎてしまうことが考えられます。

ダイエット中にお酒を飲むときは、図表⑦を参考に、「太りやすいお酒と、太りにくいお酒」があることを理解して、なるべく太りにくいお酒を選ぶことが大切です。

やせる MIND SET マインドセット

お酒を飲むなら「ハイボール・生レモンサワー（焼酎、ウオッカ、ジン）・糖質0ビール」をただし、食事やおつまみの食べ過ぎに注意。

第2章

やせ効果が爆上がりする「習慣」の正解

習慣次第でこんなに変わる!
「太りにくい習慣」「太りやすい習慣」

ダイエット中の食事でやってしまいがちな「○○を食べない」もしくは「食事量そのものを極端に減らす」という方法。実はこれこそがダイエットの最初の落とし穴であることは、第1章でお伝えしました。

しかし、ダイエットの間違った認識はこれだけではありません。巷で話題になった「1日2リットルの水を飲めばやせる」という方法は、実は大きなダイエット効果はありません。「きっとこうなるだろう」という間違った認識が、やせるばかりか「太りやすい体質」を作っている可能性があります。

やせ効果を高めるためには、まずはこれまでの習慣を見直してみる。その習慣は大きく変える必要はなく、毎日の小さな意識の積み重ねで十分です。

第2章では普段やってしまいがちな「太りやすい習慣」をやめて「太りにくい習慣」を身につけるために科学的なデータなども紹介しながら解説していきます。

17

1日2リットルの水を飲めばやせられる、は本当？

昔からよく言われるダイエット方法のひとつに、「1日2リットルの水を飲むと、基礎代謝がアップしてダイエット効果が得られる」というものがあります。皆さん、一度は聞いたことがあるでしょう。

では、本当に1日2リットルの水を飲めば基礎代謝がアップするのでしょうか。

確かに水を飲むこと自体が基礎代謝を上げ、消費カロリーを上昇させることがわかっています。

しかし、実は水を2リットル飲んだとしても、消費カロリーは1日でわずか50キロカロリーしかアップしません。50キロカロリーは、キャンディチーズが3個分、ロールパンは1／2個分、ポテトチップスで言えばたった3枚程度です。このことからも微々たるものであることがおわかりいただけるでしょう。

たくさん水を飲んでも基礎代謝量はたいしてアップしないのに、毎日2リットルの水を飲み続けるのは負担が大き過ぎるとは思いませんか？　そもそも、500mlのペットボトルを4本飲むことを想像すると、よほど体力勝負の仕事をしている人、日常的にスポーツをしている人でないと、継続するのは難しそうです。それよりも一駅前で降りていつもより多めに歩いたり、夜テレビを見ながら腕立て伏せやスクワットをしたりする方が、効率よくやせられそうな気がします。

医学的な研究でも、水の摂取量と体重減少が関連するという結果は、実はほとんどありません。

重要なのは水を飲む量ではなく飲むタイミング

水を飲むことで基礎代謝が上がるのは事実です。しかし重要なのは、水を飲む量ではなくタイミングである可能性があります。

ここでひとつ、英国バーミンガム大学のHelen.M.Parrettiが発表した論文を紹介します。研究では**毎食30分前に500mlの水を飲むと、減量促進効果があることが報告されてい**

ます。単純に1日1500mlの水を飲んだだけでは減量効果は乏しく、また、1日3食のうち1食だけ食事の30分前に500mlの水を飲んだ場合でも、減量促進効果は確認できませんでした。

しかし、1日3回、食事の30分前に500mlの水を飲むというルールを守った人たちは、体重減少効果が高かったことが明らかになりました。

この結果からも、**ダイエットに効果的なのは、1日どれだけ水を飲むかよりも、どのタイミングで飲むかが非常に大切だ**ということがわかりました。

毎食前に500mlのペットボトルの水を飲み干すことで、満腹感が得られて食べ過ぎが防止できるというのは、想像に難くありません。

特に、お腹がすいているときはつい暴飲暴食をしがちになるため、いったん気持ちを落ち着かせて物理的に胃を満足させて食事量を少なくするという意味でも理にかなっている方法です。

無理なく続けられる白湯もおすすめ

また、最近よく耳にする「朝、白湯を飲む習慣」についてはいかがでしょうか？

残念ながら、白湯も水同様に高いダイエット効果を得られるわけではありません。しかしながら、白湯を飲むことには次の5つの効果があると言われています。

①消化を助ける
②便秘の解消
③基礎代謝が上がる
④デトックス効果
⑤美肌効果

白湯を飲むタイミングは、起床時と就寝前の2回が理想的です。コップ1杯分の量を10～20分かけてゆっくり飲むのがポイント。いずれも内臓を温めて血行を良くしてくれるので、内臓機能が活発になって老廃物の排出を促進してくれます。
食事や運動でのダイエットを行いながら、水や白湯を上手に取り入れてダイエット効果を高めることをおすすめします。

やせる
MIND SET
マインドセット

水は1日3回、食事の30分前に500㎖飲むことでダイエット効果が高くなる。また、起床時と就寝前にコップ1杯の白湯を飲むと、老廃物の排出を促進する効果も。

18 夕飯を食べる時間がいつも遅くなる人におすすめの方法

何かと忙しい現代人。仕事に家事に趣味にと忙しく過ごしている人の中には、夕飯の時間がいつも遅くなってしまうという人もいるでしょう。

皆さんご存じの通り、夜遅い時間の食事とダイエットは相性が悪く、肥満になりやすいと言われています。

確かに、深夜に食べるジャンクフードやラーメン、揚げ物が体によくないことはなんとなくイメージができます。しかし、なぜ夕飯の時間が遅くなると肥満になりやすくなるのかについては、これまで科学的にもよくわかっていませんでした。

ところが、米ブリガム・アンド・ウィメンズ病院およびハーバード大学医学大学院の研究で、夜の遅い時間に食事を取ることが肥満の原因になることがこの度ついに判明したのです。

正確に言うと、**いつもの食事時間が遅くなると、食欲に関連するホルモン分泌や脂肪の溜め込みやすさに変化が起こることが判明**しました。

まず、食事の時間を遅くすることで、空腹感と食欲を調整しているホルモンの「レプチン」（脂肪細胞から分泌される食欲をコントロールしているホルモン）の分泌に変化が現れます。

遅い時間帯に食事をすると、早い時間帯に食事をした場合に比べてレプチンが減少しただけでなく、日中のエネルギー消費も低下し、カロリーをより遅い速度で消費するようになることもわかったのです。

また、脂肪増加と脂肪分解の減少に関わる脂肪組織の遺伝子が発現し、脂肪が体に溜まりやすくなることもこの研究で報告されています。

今回の研究では、食事の時間帯のみを遅くして、それ以外の生活パターンを全て同じままで過ごしたところ、消費エネルギー量は減るにもかかわらず、食欲が増加していつもより食べ過ぎてしまうこともわかりました。

食事の時間帯を早めるだけで十分なダイエット効果が得られるわけではありませんが、

体重を減らしたい人は「夜遅い時間帯に食事をしない」を意識してみる価値はありそうです。

夕飯が遅くなる人におすすめの食事内容

「夜遅い時間帯の食事は控えましょう」。そう言うのは簡単ですが、忙しい人や会食や飲み会の機会が多い人にとっては、食事の時間をずらすのは容易なことではありません。どうしても夕飯の時間が遅くなってしまう人は、第1章でもご紹介した、食べる順番を意識してみましょう（39ページ）。

おさらいになりますが、**ダイエットに効果的な食べる順番は汁物↓副菜（食物繊維）↓主菜（たんぱく質）↓主食（糖質）です。**

飲み会などで、最初に汁物を口にできないときは、まずは前菜やサラダを食べることを意識してみる。**居酒屋のスピードメニューなどは、野菜やたんぱく質を中心とした低カロリーかつ高たんぱくなメニューが多いため、ダイエット中に向いています。**

夕飯が遅くなってしまうときは、いつも以上に食べ方や食べるものを意識してみてください。

やせる
MIND SET
マインドセット

夜遅い時間の食事は脂肪が溜まりやすくなるので
ダイエットの大敵。
もしどうしても夜遅くなる場合は、食べ順を意識した食事を。

19

人より早食いの人が習慣を変えるためのコツ

小さい頃、お腹がすいてかきこむようにご飯を食べていると、親に「早食いすると太るよ、よく噛んで食べなさい」と言われたことはないでしょうか。

食べ物を丸飲みさせないための小言のように感じますが、事実として早食いの人は、ゆっくり食べる人に比べて太りやすいというデータがあります（図表⑧）。

早食いの人が太りやすくなる理由のひとつに、満腹中枢への刺激が考えられます。私たちの体は、**満腹中枢が「満腹だ」と感じるまでには、食べ始めから15～20分ほどかかるといわれています。**

そのため、これより早く食事を終えてしまうと脳の満腹中枢が刺激される前に必要以上の量を食べてしまうことになり、結果として食べ過ぎにより太ってしまうのです。

図表⑧　食事の速さ別BMIの違い

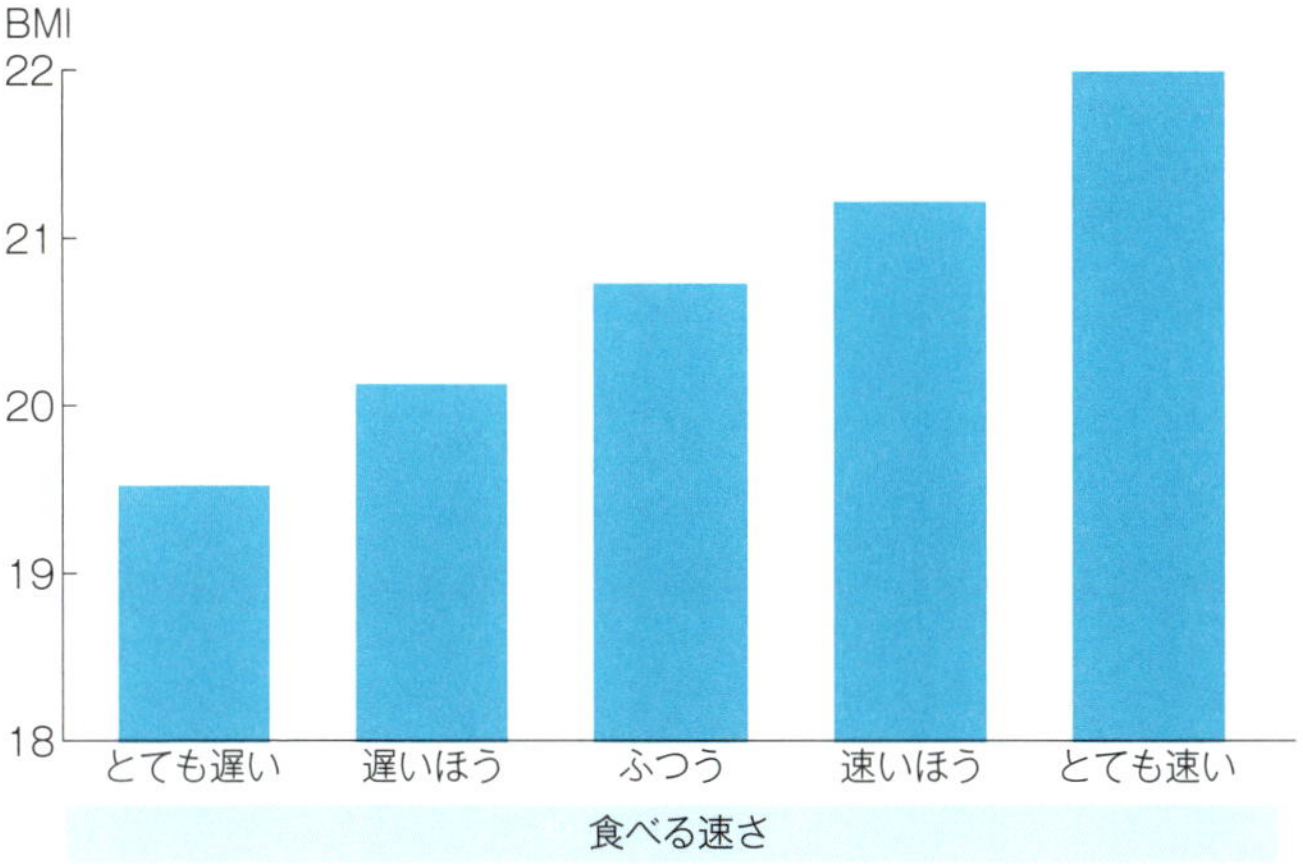

出典：Sasaki, et al.int J Obes. 2003;27:1405-10

その対策として最も簡単なのが、ゆっくりよく噛んで食べること。咀嚼回数を増やすと、消化促進や満腹中枢の刺激などの働きが合わさることで、完食するまでに時間がかかり、その間に満腹中枢が刺激されます。その結果、食べる量が調整されて食べ過ぎを防いでくれるのです。これにより、肥満の予防、糖尿病のリスク低下につながります。

また、よく噛むことで、腸から分泌されるインスリン分泌刺激ホルモンであるGLP-1やペプチドYY（PYY）が、食後の血糖値上昇を抑制して中性脂肪や体重のコントロールに重要な役割を果たしていると考えられています。

健康な人を対象にした実験で、咀嚼回数が多いほど、GLP-1やPYYの血中の濃度が高くなるという結果があります。つまり咀嚼回数が多いほど血糖や中性脂肪、体重のコントロールに役立つということです。

さらによく噛んで食べることで、唾液の分泌量が増えるため、むし歯や歯周病の予防につながることや、脳を刺激して記憶力や集中力を高める働きがあることも報告されています。

このようによく噛んで食べることは全身にとってメリットの大きい食事法なのです。

噛む回数を増やすために、日常ですぐにでも取り入れやすいものをご紹介しておきます。

①箸を使う

スプーンやフォークを使うとひと口の量が大きくなって「流し込み食べ」をしやすくなります。箸を使って動作を意識することで、ひと口の量が調整され、噛む回数を増やすことができます。

②丼・麺などの単品ものよりも定食スタイルにする

丼物や麺類は味の変化が少ないため、早食いになりがちです。また、かきこむように食べてしまうため咀嚼回数も少なくなるので注意が必要。丼や麺を食べるときでも、小鉢や汁物を用意して定食スタイルにすることで、箸休めしながらゆっくりと味わうことができます。

③食材は大きく切る・細かくしない・加工は少なく

食材は細かく切るよりも大きく切った方が、食べるときに咀嚼回数が増え、唾液も分泌されやすくなります。また、同じお肉でもハンバーグなどやわらかくした調理法よりも、ステーキなど噛み応えのあるものを選ぶと噛む回数を増やすことができます。

自分は早食いタイプだなという人はぜひ実践してみてください。

やせる
MIND SET
マインドセット

咀嚼回数が多いほど血糖や中性脂肪、体重のコントロールに役立つという報告も。ダイエットを成功させるためには、早食いをやめてよく噛むことが大切。

20 ヨーグルトやペットボトルが肥満の原因になる!?

ヨーグルトは腸内環境を整えるために、ダイエット中の朝食などで積極的に取り入れる方も多いように思います。確かに、ヨーグルトやペットボトルのお水など、手軽なものを使用してダイエットに励むのはおすすめします。

しかし、それらの商品の容器、私たちが普段当たり前に使っている**プラスチック製品が肥満の原因になりうる可能性がある**、そう聞くと驚く方が多いのではないでしょうか。

安価なうえに、包装した食品の品質をより長く保持できるため、現在食品の包装にはプラスチック製の容器が広く使用されています。

しかし、皆さんもご存じの通り、プラスチックには数多くの化学物質が含まれており、そうした化学物質の一部は人々の体内に入り込むことで、代謝に影響を与え、その結果、体重にも影響を及ぼす可能性があると考えられているのです。

ノルウェー科学技術大学Martin Wagner氏らによる研究で、日常的に使われているプラスチック製品が肥満に関連している可能性が報告されました。

こちらの研究では、ヨーグルトの容器や飲料ボトル、食品包装用のラップなど、日常的に使用されている34種類のプラスチック製品を対象に、それらに含まれている化学物質の特性について調査しています。

その結果、対象としたプラスチック製品から、全部で5万5300種類の化学的特徴を持つ成分を検出し、629種類の化学物質が同定されました。

これらの中には、フタル酸ベンジルブチル（BBP）やフタル酸ジブチル（DBP）、リン酸トリフェニル（TPP）など、人体の代謝に悪影響を与える「代謝攪乱物質（metabolism-disrupting chemical：MDC）」が11種類も含まれていることが明らかになりました。

そして、興味深いのはここからです。**分析したプラスチック製品の1／3から検出された化学物質からは、脂肪細胞の成長を促す物質が含まれていることが確認されました。つまり、太るもととなる物質が含まれていた**のです。

さらには、いくつかのプラスチック製品は、既知の代謝攪乱物質を含んでいないにもかかわらず、脂肪細胞の成長を引き起こしていたことも確認されました。

これは、プラスチックの中に、人体に脂肪が蓄積するプロセスに干渉する未知の化学物質が含まれていることを意味しています。

これまで、プラスチック製品に含まれる化学物質が漏れ出すことは稀であると考えられてきました。しかし、今回の結果で、プラスチック製品から大量の化学物質が溶出し、人間の体内に入り込む可能性があることが報告され、プラスチック製品が確実に安全とは言えなくなったのです。

とはいえ、現時点では人体にどの程度影響があるかまではわかっていません。続報に注目しつつ、プラスチック製品が肥満に影響を与える可能性があることを頭の片隅に置き、エコの視点からもマイボトルなどを賢く利用するのが良さそうです。

やせる
MIND SET
マインドセット

現時点では人体への影響が不明のプラスチック製品。ただし、脂肪細胞の成長を促す化学物質が含まれているという報告もあるので、商品を選ぶときには慎重になろう。

21

睡眠時間が短い人と長い人、肥満になりやすいのはどっち？

睡眠時間が少ないと集中力や注意力が低下して、仕事や家事などのパフォーマンスに影響を与えることは誰もが知っているでしょう。睡眠不足が体にとってよくないことは、皆さんご存じの通りですが、それだけでなく、内臓脂肪蓄積型の肥満になりやすいことも明らかになっているのです。

内臓脂肪とは、腹部内の内臓の周りについた脂肪のことで、生活習慣が乱れると短期間で蓄積しやすいことがわかっています。

内臓脂肪が蓄積し過ぎると、高血圧や高血糖、高コレステロール血症などを招き、それらが心臓や血管の疾患を引き起こして糖尿病の発症リスクも高めるため、健康のためにも内臓脂肪を溜め込み過ぎない、つまりダイエットをして適正な体重、適正なお腹周りを維持することが大切です。

話を戻します。**睡眠不足でいると摂取カロリーが増え、その結果、内臓脂肪が蓄積する**ことが米メイヨー・クリニックのVirend Somers氏らによって報告されました。

今回の研究で19〜39歳の肥満ではない健康な12人を、4時間の睡眠を取る群（睡眠制限群）と9時間の睡眠を取る群（対照群）にランダムに割り付け、睡眠時間が摂取カロリーや体組成などに与える影響を調査しました。

試験期間は21日間で、いずれの群も、最初の4日間の睡眠時間は9時間に設定しています（順応期）。その後、それぞれの群に割り当てられた睡眠時間で2週間を過ごしたあと、9時間睡眠で3日間を過ごしました（回復期）。両群ともに、食べ物は好きなときに食べることができるようにしています。

その結果、睡眠制限群では睡眠が制限されていた期間は順応期に比べて、たんぱく質の摂取量が13％、脂肪の摂取量が17％増加し、1日当たりの摂取カロリーは308キロカロリー増えていました。このような摂取量の増加は、睡眠制限が始まって間もなくピークに達し、その後、徐々に減って回復期に順応期のレベルにまで戻りました。さらに、睡眠制限群では対照群に比べて、体重が0・5kg、内臓脂肪は11％増加を認めました。

少し専門的で難しい話になってしまいましたが、要は、**睡眠時間が少なくなると、体重そのものはあまり変化がないものの、内臓脂肪は7・8㎠も増加した**ということ。見た目の変化はないにもかかわらず、短期間で内臓脂肪が蓄積して糖尿病や心血管の病気リスクを高めてしまっていた、ということなのです。

睡眠時間が短くなると、食欲ホルモンであるレプチンの量が減少してグレリン（胃から分泌される食欲ホルモンで、食欲亢進や脂肪蓄積などの作用があります）が増加するため太りやすくなることは以前より知られていました。さらに、睡眠不足により活動量が減るため、カロリーが消費されにくくなることで、肥満になることも考えられていました。

このことに加え、今回の研究結果では、これまで明らかになっていなかった「睡眠不足が内臓脂肪の蓄積を引き起こす」因子であることを示唆しています。

睡眠不足による内臓脂肪の蓄積は、お昼寝などの一時的な休息だけではカバーできない

可能性が高く、十分な睡眠を取ることが現時点でわかっている唯一の解決策です。

内臓脂肪の量は見た目ではわからず、簡単には測定できません。慢性的に睡眠時間が足りていないと感じている人は、食べ物の量や内容に注意を払って、できるだけ運動をするように心がける必要があるでしょう。

やせる

MIND SET

マインドセット

慢性的な睡眠不足が続くと、内臓脂肪を蓄積しやすくなる。内臓脂肪の増加は、心臓や血管の疾患、糖尿病の発症リスクも高めるため注意。

22 明るい部屋で寝る人は太りやすい

皆さんは就寝時の部屋の明るさはどうしていますか？　真っ暗にする、豆電球だけ灯す、明るいまま寝るなどさまざまでしょう。

就寝時の部屋の明るさが睡眠の質に影響を与えることはよく知られていますが、実は**就寝時の部屋の明るさは肥満にも関係している**ことがわかってきました。

寝室の明るさが健康リスクと関係する可能性を示した研究は過去にも報告されていますが、それらは対象者数が限られていたため、エビデンスは限定的でした。

そこで、奈良県立医科大学の大林賢史氏らは、明るい寝室で寝ることと健康指標との関連を検討した大規模な研究を行っています。

対象者は約３０００人の一般住民で、明るい寝室で寝ている人は肥満をはじめ脂質異常症や睡眠障害、うつ症状が多いという結果が報告されました。

この研究結果で興味深いのは、**就寝時の寝室の照明が明るい群ほど、BMIや腹囲、中性脂肪が高い結果になった**ことです。

また、米国でも似たような研究結果が報告されており、体重増加の原因は、夜間に照明にあたると睡眠ホルモンであるメラトニンの分泌が抑えられるために睡眠の質が低下して、体内時計のリズムが乱れるからではないかと考えられています。

睡眠時間が少なくなると肥満になりやすいのと同じように、明るい部屋で眠ると、食欲を増進させるホルモンの分泌が高まり、食欲を抑えるホルモンの分泌が低下するため、食欲が増加します。そのため摂取量が増えて肥満につながるというわけです。

ダイエットを考えている方は、なるべく暗い部屋で眠ることを心掛けてみてください。

やせる MIND SET マインドセット

就寝時、明るい部屋で寝るとBMIや腹囲、中性脂肪が高くなる可能性が。
ダイエットを考えている人はなるべく暗い部屋で寝る習慣をつける。

23 食だけじゃない！見習うべきは地中海式ライフスタイル

近年、世界で最もヘルシーとして注目を集めているヨーロッパの食事があります。それが「地中海食」です。

その流れを受け、日本でも地中海式ダイエットが徐々に注目されるようになってきました。さらに近年では地中海食のみならず、**地中海式のライフスタイルも全死亡リスクやがんによる死亡リスクを低下させる**ことがわかってきました。

このことに触れる前に、まずは地中海食とはどのような食事なのかを説明しておきます。

世界で最もヘルシーな食事「地中海食」

地中海食とはイタリアやギリシャ、スペインなどの地中海沿岸の国々の人が食べている伝統的な料理を指します。ブイヤベースやアクアパッツァ、パエリアなどが有名です。

地中海食の大きな特徴は、全粒の穀物、緑黄色野菜、果物、豆類・ナッツ、きのこ類が多く使用されていること。さらに、赤肉の摂取は少量で、そのぶん魚介類をたくさん食べることです。油はオリーブオイルが中心で、こうした食材で作った料理と一緒に適量の赤ワインを飲む、という食事スタイルが「地中海食」です。

加えて地中海沿岸地域の人は、加工食品の使用は最小限にとどめ、その地域で作られた旬の食材を使うのが特徴で、こうした**地中海食は心血管疾患や糖尿病、がんなどのリスクを低下させる**ことがわかっていることから、世界的に地中海食の健康効果が注目を浴びているのです。

地中海式ライフスタイルも健康に役立つ？

地中海式のヘルシーな食生活と、ジャンクフードばかりの食事をしている人。どちらが健康的かというと、その答えは火を見るよりも明らかです。

でも、食事以外の、例えば生活習慣や地域社会とのつながりも含めた地中海式のライフスタイル（健康的な栄養、バランスの取れた食習慣、定期的な身体活動、十分な休養、社会的交流など）も健康に良い効果をもたらすのか？という疑問が出てきました。

そこで、地中海から約2400km以上離れたイギリスに住む中高年に、食事も含めた地中海式のライフスタイルを取り入れてもらったところ、**がんや心血管疾患、その他の原因で死亡するリスクが低減する**ことが明らかになりました。

本研究では、約10年の追跡調査をしたところ、地中海式のライフスタイルを忠実に守っている人ほど、がんまたはあらゆる原因による死亡リスクが低いことが明らかになっており、4群に分けたうちのスコアが最も高い群では、最も低い群に比べて全死亡リスクが29％、がんによる死亡リスクが28％低いという結果になりました。

この結果は、地域や社会との関わりが健康に良い効果をもたらすことを示しています。

健康というと、食習慣や運動習慣に目を向けがちですが、他者との関わりも健康維持のために重要な役割になっているのです。

最近ではリモートワークを取り入れている企業や学校も多く、他者との関わりが薄くなりつつあります。そんな時代だからこそ、趣味を通じて家族以外の誰かと関わる時間を持つことも大切なのかもしれません。

やせる
MIND SET
マインドセット

健康にいいと言われる地中海食だけでなく、生活習慣や地域社会とのつながりも含めた地中海式のライフスタイルには健康になれるメリットも。

24

1日1万歩以上歩かないとダイエット効果がない？

「通勤時になるべく歩くようにしている」「休日は近所を散歩している」など、健康やダイエットのための運動として取り組みやすいウォーキング。最近ではスマートフォンやスマートウォッチなどで1日の歩数を数値化できるため、こうしたデバイスがやる気アップや継続率の向上に一役買っています。

一般的にみても、ウォーキングは体に良いとされていますが、実際のところ、どの程度歩けば効果が上がるのでしょうか。「歩けば歩くだけ健康にいいのでは？」と考えてしまいますが、明確な歩数があればより継続しやすくなるかもしれません。

そうした疑問を医学的に研究したものがあります。米国国立衛生研究所（ＮＩＨ）のPedro F.Saint-Maurite氏らによる研究報告です。

研究グループは、歩行数と歩行強度および死亡との用量依存の関連を調べるため、2003〜2006年の期間で、全米健康栄養調査（National Health and Nutrition Examination Survey）の被験者、4840例を対象に試験を行いました。

この研究結果では、1日に4000歩の群と比べて、1日に8000歩の群と1万2000歩以上の群は、全死因の死亡リスクが有意に低く、歩数が多ければ死亡率が下がることが報告されています。

つまり、**1日の歩数が多いほど、すべての死因の死亡リスクが低下した**のです。

また、今回の研究では、**ただ歩くスピードが上がっただけでは死亡率の低下は認められませんでした。**

つまり、歩くスピードはさほど気にすることなく、自分のペースでしっかりと歩いて、それを継続することが重要だということ。ジョギングや筋トレなどはハードルが高いと感じている人は、まずはいつもより歩く距離を延ばす、という習慣からはじめてみてはいかがでしょうか。

図表⑨　世界20か国の座位時間比較

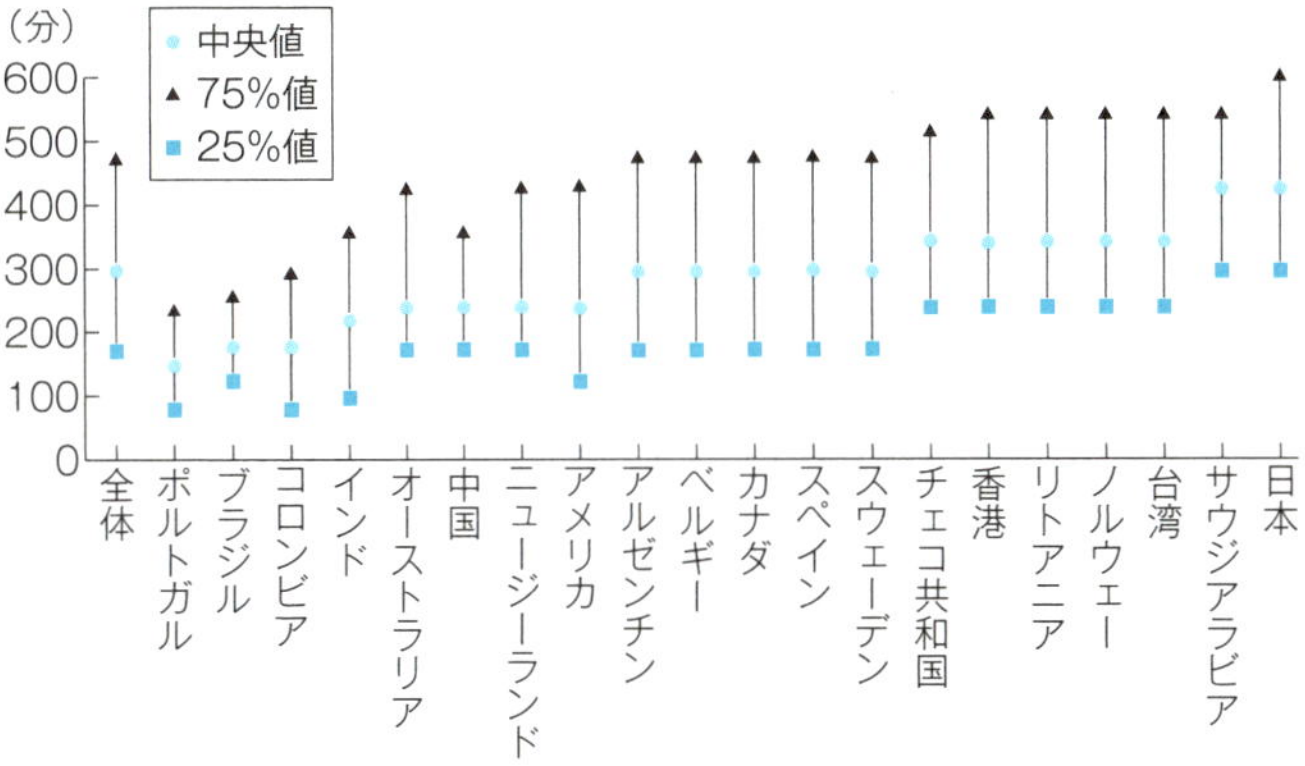

●印が集団のちょうど真ん中の座位時間、■は下から４分の１の位置に当たる人の座位時間、▲は下から４分の３の位置に当たる人の座位時間

出典：「座位行動」（厚生労働省）を基に作成

座りすぎがさまざまな病気のリスクになる？

そしてもうひとつ、デスクワークをしている人の耳が痛くなるような研究結果を紹介します。

日本人の平均座位時間は、世界最長という結果が出ており（図表⑨）、**長時間座り続けることで代謝が低下し、心臓疾患、脳血管疾患、肥満、糖尿病、がん、認知症などさまざまな疾患のリスクとなる**ことが指摘されています。

座りすぎは喫煙や飲酒と同じように健康リスクを脅かす問題のひとつであることか

ら、デスクワークの人や高齢者は特に対策が必要です。

研究結果では何らかの理由で1日の大半を座って過ごす人でも、1日にわずか20分強の中高強度身体活動を行うことで死亡リスクは大幅に低減することがわかっています。

運動を始めるのに遅過ぎるということはありません。運動が苦手な人も、これまで運動習慣がなかったという人も、年齢関係なく活動的であればあるほど、健康への寄与は大きいと考えられます。

やせる
MIND SET
マインドセット

デスクワークの多い人でも、1日20分強の身体活動を心がけると病気リスクが低下する。散歩やウォーキングなど、習慣づけることが大切。

25 運動習慣は朝食前と朝食後、どちらが効果的なのか

これまで運動習慣について解説してきましたが、健康やダイエットのために行う運動において、効果的な時間帯があります。それは朝食前です。

早朝に運動を行う人は、遅い時間帯に運動を行う人に比べて肥満になる可能性が低いことが最近の研究で報告されました。

朝に運動を行っている人の方が昼や夕方に運動を行っている人よりも、BMIが2単位低く、腹囲が約4㎝小さかったのです。つまり、**朝の運動は、体重管理において有望な手段である可能性がある**ということ。

朝の運動が体重のコントロールに役立つ一因として、夜間何も食べない時間を過ごした翌朝には、私たちの体は低エネルギー状態になっており、その状態で早朝に運動を行う

と、体は蓄積されている脂肪を使って運動に必要なエネルギーを作り出すことが要因ではないかと考えられます。

また、理想的な運動時間について『動脈硬化性疾患予防ガイドライン2022年版』を参照すると、**毎日合計30分以上、週に150分以上実施することを目標ラインとしています。**

私の経験では、最低週3回という運動指導を行っても、働いている方の場合、毎日運動する時間を捻出することは難しく、達成できないケースがほとんどです。

ただ、運動療法を検討した多くの研究では、週2回以上の運動を条件にしているため、必ずしも週3回の運動でないとダメというわけではありません。大切なのは、週で150分以上の運動をすること。週2回、90分程度の運動をするもよし、週4回、40分程度の運動をしても良いわけです。

ただし、休日に1回150分を達成するのではあまり意味がありません。理想は定期的な運動習慣をつけることです。

やはり運動療法も継続して習慣化することが大事ですので、継続できる無理のない運動頻度、時間から始めて徐々に目標の運動時間を目指すようにしましょう。

運動後のサウナで健康になれる？

運動後はサウナでさらに代謝を高めて「整う」という人もいるでしょう。

サウナの健康効果について、残念ながら「サウナに入ることで健康になれるか」と言えば、はっきり「ＹＥＳ」とは言い切れないのが現状です。

世の中ではサウナに脂肪燃焼効果がある、とうたっているものもありますが、医学的な根拠はありません。

サウナ後に体重が減少しているのは単純に水分が減少しているためで、脂肪燃焼効果やデトックスなどの効果も医学的には証明されていないのです。

ただし、ダイエット効果はないものの、心臓の健康のために、運動後に15分間サウナに入ることが有効であるという報告があります。運動だけでも心血管系の健康上のメリットは得られますが、この研究ではサウナに入るとさらに相乗効果が認められたそうです。

このことから運動とサウナの併用によって、運動で得られる心血管の危険因子の改善を、さらに上回るメリットを得られるようになる可能性が考えられます。

また、サウナ入浴で心臓突然死のリスクを低下させるという結果も報告されており、他にもサウナ入浴が健康的な習慣のひとつであることを裏付ける研究は多くあります。ただし、脱水状態にならないように水分摂取は意識的に行いましょう。

もちろん、重度の心血管疾患があり、病状が不安定な患者は負荷になるのでサウナを避けるべきなのは言うまでもありません。

やせる

MIND SET

マインドセット

ダイエットのために運動を行うなら、夕方より朝。週に2回以上、合計150分以上行うのが効果的。

26 運動前にはカフェインを摂取

運動前にプロテインを飲むと、筋肉の合成を助けるだけでなく、基礎代謝を高めてくれるため、より効果的にダイエットができます。

実は、運動前に飲むことでダイエット効果を高めてくれるのではないかと期待されている飲み物がほかにもあります。それが「カフェイン」です。

運動する30分前にカフェインを摂取すると脂肪を燃焼させるのに効果的という報告があります。

これまでの研究では、運動前にカフェインを摂取すると運動パフォーマンスを高めることが明らかになっていましたが、カフェイン摂取と運動を組み合わせた効果は詳しくわかっていませんでした。

今回、スペイン・グラナダ大学のMauricio Ramirez-Maldonado氏らが行った研究では、**有酸素運動30分前にカフェインを摂取すると、時間帯に関係なく運動中の脂肪燃焼を増加させる**ことがわかりました。

では、運動前にどのくらいの量のカフェインを摂取すればよいかと言うと、本研究では条件を揃えるために1kgあたり3mgのカフェイン量を配合した条件で研究が行われており、体重が50kgの場合、150mgのカフェインを摂取することで運動中の脂肪燃焼を増加させることができたと報告されています。参考までに、代表的な飲み物の100mlあたりのカフェイン含有量をお伝えします。

100mgあたりのカフェイン量

・エスプレッソ：212mg
・玉露：160mg
・ドリップコーヒー：60mg
・レッドブル：30mg
・紅茶：30mg

ただ、運動前にカフェインを摂取すればするほど効果が上がるわけではなく、また、カフェイン摂取量は1日の上限量が設定されているため飲み過ぎは禁物です。健康な成人は最大400mg／日。コーヒーならマグカップで約3杯までが目安です。

この上限量を超えないようにしても短時間で急激にカフェインを摂取したり、カフェインの上限量を超えて過剰に摂取したりした場合には、めまい、動悸、興奮、不安、震え、不眠症、下痢、吐き気等の健康被害をもたらすことがあるので注意してください。

運動前のカフェインが脂肪燃焼に一役買ってくれることを頭に入れつつ、無理のない範囲で取り入れるのがいいでしょう。

やせる
MIND SET
マインドセット

有酸素運動30分前にカフェインを摂取すると、時間帯に関係なく運動中の脂肪燃焼が増加することが判明。ただし、飲みすぎには注意が必要なので、1日マグカップ3杯までを目安に。

27 笑う習慣がダイエットに効果あり！

〝笑う門には福来る〟。昔からあることわざです。「笑いの絶えない人の家には自然と幸福が訪れる」という意味ですが、医学的に見ても「笑う」という行為は健康という幸福をもたらしてくれることがわかっています。

笑いと健康効果の関係性でよく知られているのが、ストレスの緩和です。私たちは笑うと「α波」と呼ばれるリラックスしているときに出る脳波や、幸せホルモンの「エンドルフィン」によりストレスが和らぐとされています。

笑うことがもたらす健康効果はこれだけではありません。**ダイエットも「笑う」ことが良い効果をもたらしてくれるかもしれないことがわかってきたのです。**

福島県立医科大学医学部疫学講座の舟久保徳美氏らが、国内3か所でメタボリックシンドローム（MetS）リスクのある地域住民を対象に検討を行いました。

対象者はメタボリックシンドロームを構成する因子である肥満や糖代謝異常、高血圧、脂質異常などの代謝性障害をひとつ以上持つ40〜79歳の成人235人です。

このうち、性別、年齢、ＢＭＩが偏らないように調整したうえで無作為に2群に分けて、そのうちのひとつに、プロの噺家《はなし》による落語の鑑賞、笑いヨガの実践、笑いと健康に関する講義などの機会を12週間で8〜10回設けました。もう一方は、何もしていない群です。

このプログラム提供期間の前後での、ＢＭＩや健康関連の生活の質、主観的ストレス・幸福感、うつ症状などの変化を評価すると、プログラムを受けた群は何もしていない群よりも、複数の評価指標の大きな改善が認められました。

例えば、体重、ＢＭＩの低下幅はプログラムを受けた方が大きくなり、主観的ストレス、主観的幸福感、楽観主義などメンタルヘルスのスコアも、プログラムを受けた群の方が、何もしていない群に比べて改善幅が大きかったのです。

この研究から**「笑う」ことがストレスを軽減し、メンタルヘルスの疾患の改善に寄与するとともに、メタボリックシンドロームのリスク因子を持つ人の体重を減らすのに役立つ**可能性があることがわかりました。

声を出して笑うことは単純にカロリー消費にもつながりますから、有酸素運動としての効果も発揮するのではないかとも考えられます。

ダイエット中は、思うように体重が減らず落ち込むことがあるかもしれません。そうしたときに声を出して笑うことで、気持ちが晴れやかになるとともに、ダイエットにも良い影響を与えてくれるでしょう。

やせる
MIND SET
マインドセット

ダイエット中は思うように体重が減らず落ち込むことも。
そんなときこそ、笑いによるダイエット効果を信じて、
笑うことを意識しよう。

第3章

脂肪を減らして寿命を延ばす「健康管理」の正解

ダイエットすれば10年後の健康が手に入る

「モデル体型こそが美しい体型の証」——。本当にそうでしょうか？　確かに、思い通りの見た目になれば、ダイエットは成功かもしれません。しかし、その「無理なダイエット」が、5年後、10年後の健康に影響を与えてしまうとしたら、それは成功と言えるのでしょうか？

肥満がさまざまな病気のリスクを高めることは明らかですが、実は無理なダイエットややせすぎも病気のリスクを高めることがわかっています。つまり、太りすぎもよくなければ、数字だけにとらわれた無理なダイエットも体にはよくないということ。

健康的なダイエットで理想的な体型を手に入れれば、歳を取っても好きなことを楽しめますし、健康寿命自体を延ばすことができます。また、体調が整うことで、ベストパフォーマンスで仕事や趣味に取り組むことができるでしょう。

第3章では、健康寿命を延ばすための正しいダイエットの考え方を紹介します。

28

太りすぎの期間が10年を超えると、がんリスクが1・4倍に

肥満になると高血圧や糖尿病などをはじめとする健康障害を引き起こすことはこれまでもお伝えしましたが、肥満はがんの発症にも大きく関わっています。

そもそもがんは、さまざまな要因によって発症していると考えられており、その要因のひとつが肥満です。

食べ過ぎや運動不足になると、体の中で余った糖を処理するために大量のインスリンが分泌されます。この**インスリンが過剰に分泌されると、がん細胞が増殖しやすくなる**のです。

その中でも、英インペリアル・カレッジ・ロンドンのMaria Kyrgiou氏らの研究で、11のがんが肥満と関連が深いことが報告されました。その11のがんは次の通りです。

・食道腺がん

・多発性骨髄腫
・胃がん
・結腸がん
・直腸がん
・胆道がん
・すい臓がん
・腎臓がん
・乳がん
・子宮体がん
・卵巣がん

肥満と関連の強いがんの特徴は、消化器系のがんと女性特有のがんです。

特に女性特有のがんは、脂肪組織中から女性ホルモンの一種であるエストロゲンが産生されることで、子宮体がんや閉経後の乳がんのリスクを上昇させると考えられています。

今回の研究でも、**ホルモン補充療法の治療歴のない、閉経後の女性の乳がんリスクは、体重増加5kgごとに11％上昇し、子宮内膜がんのリスクは、ウエストとヒップ比が0・1cm増加するごとに21％上昇**を認めました。

消化器系のがんでは、肥満になるとインスリンが十分に働かなくなり、過剰に分泌されてしまう「高インスリン血症」が起きたり、細胞の増殖・分化を促進する因子が持続的に増加したりすることで、結腸がんなどのリスクを上げると考えられます。

肥満は、世界的にみても公衆衛生上の最も大きな問題のひとつとなっています。ダイエットをして健康的な見た目になることが、美しさを維持するだけでなく健康を維持することにもつながるのです。

めざすは10年後も「健康で美しい」体づくり

もし、肥満のまま10年過ごすと、体にはどのようなことが起こるのでしょうか？

先ほど、肥満がもたらす健康リスクの例として11のがんを紹介しましたが、加えて、近年の研究で、**太りすぎの期間が10年を超えると、がんのリスクが約1・4倍になる**ことが明らかになりました。

欧米の約33万人を対象に、高齢者のがん発症リスクにおける過体重の期間・程度の影響について検討したところ、長期間の肥満ががん発症と関連することを、国際がん研究機関のMelina Arnold氏らが報告しています。

この研究によると、肥満の期間が10年を超えると、先ほど説明した11の肥満関連のがんの発生率が約1・4倍になることが明らかになり、さらに女性では閉経後の乳がんや大腸がんのリスクも増加することがわかりました。つまり肥満の期間が長くなればなるほど肥満関連のがんのリスクは増加するというのです。

「肥満は万病のもと」。太りすぎは多くの病気の危険因子になりうるので要注意です。

やせる MIND SET マインドセット

太りすぎは11のがんと関係していることがわかっている。
さらに、太りすぎが10年以上続くとがん発症のリスクが上昇！
ダイエットを決意したら、「明日から」と思わず、今日から始めるのがベスト！

29 モデル体型こそがダイエットの成功という間違い

誰もが憧れる細い体にスラッとした手足。「モデル体型になっておしゃれを楽しんでみたい！」当院にも、そのような希望をお持ちになってダイエットに取り組む患者様がいます。

自己流、パーソナルジム等で過剰な糖質制限をしてリバウンドされてご相談にくる方も多くいらっしゃいます。当然、超低糖質ダイエットを行えば、短期的には減量は可能です。しかし、減量中の食事がつらすぎて中長期的には元の体重に戻る、さらには元の体重以上にリバウンドしてしまう方も少なくありません。ダイエットは長期戦。やはり継続性がないと意味がない。そのような理由から、当院での栄養指導では糖質制限を含めた過剰な食事制限は行っていません。

たしかに、ひとたびＳＮＳを開けば、モデルのようなスラッとした体で堂々と洋服を着こなす人々の姿が溢れています。
しかし、ここで医師として断言します。
単に体重だけを減らして「やせる＝美しい」という思考はとても危険な考え方です。

ここで、2016年に報告された興味深い研究結果を紹介しましょう。

アジア、オーストラリア、ニュージーランド、欧州、北米で行われたこの研究では、BMI25～30の過体重およびBMI30～35の高リスク肥満で死亡リスクが上昇することが報告されました。

肥満が死亡率を高めることは容易に想像できます。しかし、問題はここからです。この研究では、**BMI15～20の低体重（やせすぎ）も、BMI20～25の群（普通体重）と比較すると死亡リスクが上がっている**ことがわかったのです。

一般的にモデル体型のBMIは17～19が理想とされていますから、モデル体型を目指してダイエットする、あるいはモデル体型を維持するためにBMIを低くキープすることは、将来的に死亡率を高めてしまう可能性があるということ。

もちろん、栄養バランスの整った食事をして、適切な筋肉量を維持できていればこの限りではありません。しかし、極端に食事量を減らしたり、運動量を増やしたりして摂取カロリーと消費カロリーのバランスが取れていない場合は、生活習慣を見直す必要があるでしょう。

ダイエットで若くても老化した体になる?

最近よく耳にするのが、極端なダイエットで筋肉量が減少して筋力の低下・身体機能の低下が起こる若年層のサルコペニアやフレイルです。

若い方の中にも、過剰な食事制限によるダイエット等でBMIが18・5以下になっている場合は、筋肉が著しく減っている場合があります。

特に、モデル体型になりたいがために、食事制限だけを行い、運動をしないでいると、脂肪だけでなく筋肉量も少なくなってしまいます。そうした場合、サルコペニア予備群になってしまう可能性があるため、十分注意が必要です。

実はモデルはただ細いだけではなく、しっかり食べたうえで、筋トレをしたり有酸素運動をしたりして体型をキープしています。健康的で美しい体を手に入れるためには、見た目だけに惑わされず、本質を見抜く目も必要です。大切なのは、健康を維持しながらダイエットをすること。

そのためには、栄養バランスの良い食事や、食べる順番の工夫をして、適度に体を動かして筋肉量を維持することが大切なのです。

やせる
MIND SET
マインドセット

安易に「モデル体型」に憧れるのは危険。
病気のリスクが上がるだけではなく、
筋力の低下により老化が早まる可能性も！

30 高齢者こそ、若い頃の体型をキープしたほうがいい？

先ほど「やせすぎも太りすぎも死亡率を高める」とお伝えしました。これは、高齢者でも同じことが言えます。

歳を取ると、運動量や食事量が減るため、自然と筋肉量が減ってサルコペニアやフレイルのリスクが高まります。

そのため、**毎日の運動を習慣付けたうえで筋肉のもととなるたんぱく質を積極的に摂り、標準体重を維持することが重要**です。これは、肥満の人も同じで、単に食事量を減らすのではなく、バランスの良い食事を心掛けながらたんぱく質を摂ることを意識して、運動習慣をつけることが健康的なダイエットの基本です。

高齢者はやせすぎると死亡リスクが高まる

そして、高齢者の場合は、普通体重の範囲の中でも少し高めの人が、一番死亡リスクが低いことが明らかになっています。

一般的には、**ＢＭＩが18・5～25未満の「普通体重」が最も健康的**とされていますが、近年、**高齢者や慢性疾患患者では、ＢＭＩ25以上の肥満の人の方が、むしろ長寿**であることを示唆する研究結果が報告されるようになってきたのです。

「肥満は万病のもとと言われているのに、普通体重の人よりも長生きするの？」そう思ってもおかしくありませんよね。

このような現象を我々は、「肥満パラドックス」と呼んでいます。これまで、この肥満パラドックスが起こるメカニズムはよくわかっていませんでした。

その理由のひとつとして考えられているのが、研究の対象が健康な一般住民ではなく、何らかの疾患のある人を対象とした研究であったことです。これでは正しいデータが取れないのも無理もありません。

そうした背景から、健康な一般住民を対象にしたＢＭＩと死亡リスクの関係を調査した研究論文があります。

日本女子大学の中島啓氏らの研究によると、ＡＩを用いた分析の結果、**日本人の高齢者では、BMIが標準体重の範囲内でやや高めの場合に、最も死亡リスクが低い可能性がある**とする研究結果が報告されました。

この研究では、神奈川県大和市に住んでいる高齢者の健診データを使用しています。２０１１年度に同市で健診を受けた高齢者５９５８人のうち、何らかの基礎疾患がある人を除外した５６９９人（平均年齢79歳、男性43・０％）を対象とし、データ追跡にはＡＩシステムを活用しました。

平均7年のデータを追跡したところ、１４１３人（24・８％）が死亡しており、全死亡（あらゆる原因で死亡する）リスクが最も高いのは、ＢＭＩが12・８〜18・７の人たちでした。全死亡のリスクが最も低いＢＭＩは22・７〜23・６の人となり、肥満ではなく標準体重の範囲内でやや高めの体重が最適であることが示されたのです。

この研究結果から日本人の高齢者では、低体重が全死亡リスクの高さに関連していることとが明らかになりました。
年齢、性別、併存疾患によって異なりますが、普通体重の範囲内でやや高めのＢＭＩであることが長寿に関しては最適である可能性があるようです。

やせる
MIND SET
マインドセット

高齢者の場合は、無理なダイエットでやせることを目指すより、正常範囲内やや高めを目標とすることで、健康的に長生きできることを考えよう。

31 高齢者の肥満はBMIよりお腹周りに注意

これまで、高齢になると筋肉量や脂肪が減少するため3食きちんと食べていてもやせてしまうことから、注意が必要だと言われていました。ところが近年、高齢者でも肥満になる人が増えています。

その原因は、加齢に伴って活動量が減ることによる、基礎代謝量の低下があります。一方で、医学の進歩などで健康寿命が延びていることで、歳を取っても意欲的で食欲も旺盛という方も多くいらっしゃるため、とも考えられています。

若い頃のように食欲があるのはとても良いことですが、総じて食習慣が欧米化している現代日本では、カロリーオーバーになっていることも珍しくありません。つまり、**消費カロリーよりも摂取カロリーが上回ることが高齢者の肥満につながっているの**ではないかと考えられているのです。

見せかけのBMIよりお腹周りを重要視しよう

高齢者の肥満症には若年者にはないいくつかの特徴があります。

一番の特徴は、高齢になると、内臓脂肪が増えて筋肉量が減ってしまうため、BMIは高くないけれどお腹が出ているという状態になることです。いわゆる「隠れ肥満」「メタボリックシンドローム」と呼ばれる状態です。

さらに、高齢者のBMIは体脂肪量を正確に反映できないケースもあるため注意が必要です。その理由は、「背が縮んでいる可能性がある」ことを加味しなければいけないから。BMIは身長と体重を元に計算しますが、このとき身長と体重が正確でなければ正しい数値を算出することができません。

以前と比べて身長が低くなっていることに気づかず、昔の身長のままBMIを算出すると実際の数字より少なく出てしまいます。したがって、高齢者の肥満症の評価にはBMIだけでなく、お腹周りのサイズも測ることが重要だといわれているのです。

なぜお腹周りのサイズを測った方が良いかと言うと、**見た目はやせていてもお腹周りや腰回りに脂肪（内臓脂肪）がついていると、BMIにかかわらず死亡リスクが高くなるため**です。

内臓脂肪が過剰に増えると、悪玉コレステロールが増加するため、動脈硬化や血栓などの心血管疾患、糖尿病や高血圧、脂質異常症のリスクが高まります。

内臓脂肪と生活習慣は大きく関係しているため、今のうちから対策しておけば、将来の病気のリスクを下げることができるでしょう。

太りすぎ、やせすぎが認知症リスクを高める

前出の通り、今、高齢者の肥満が増えています。そして、高齢者は見せかけのBMIとメタボリックシンドロームにも注意すべきということもご説明しました。

高齢者の肥満は、あらゆる病気のリスクになることは言うまでもありません。そして、体重が増加したことで、股関節や膝関節に負担がかかるため、腰痛や変形性関節炎のリス

クを高めます。体が重たくなると、無意識のうちに活動量も減ってしまうため、運動する機会も少なくなるでしょう。

しかし、その一方で、やせすぎも健康リスクを高めＡＤＬ（日常生活の中で必要な動作ができる自立度）が低下することが知られています。

高齢者のやせすぎは、体のだるさやめまい、不眠、体温の低下などの症状が現れやすくなり、基礎疾患を悪化させる因子にもなるため、ＡＤＬを低下させることになります。

さらに近年新たにわかってきたのが、**太りすぎもやせすぎも認知症のリスクを高めるということです。もともとの体重から10％以上体重が増える、あるいは減ると認知症発症の危険因子になることが報告されています。**

体重増加と体重減少がなぜ認知症発症の危険因子になるかについては、まだ詳しい報告がなされていませんが、歳を取っても適正体重を保つことは、認知症を含めた病気の発症のリスクを低減することにつながります。

そのために大切なのは、やはり生活習慣の改善です。栄養バランスのいい食事を心掛けながら、ウォーキングなどの運動習慣をつける。

意図的に生活習慣を改善することで、記憶力と注意力・遂行機能が改善し、認知症の予防につながるでしょう。

やせる
MIND SET
マインドセット

高齢者の場合、やせすぎても太りすぎても認知症のリスクが高まる。体重の増減より、内臓脂肪の増加に気を使い、食べ過ぎには気を付け、適度に体を動かすことを心掛けよう。

32 砂糖の摂りすぎでがんの死亡リスクが増える

私たちは日々、生きるために食事をします。一方で食事には、「見た目や味を楽しんで心を満たす」という効果もあります。

しかし、食のバリエーションが増えたことで懸念されているのが、砂糖の摂りすぎです。WHO（世界保健機関）の「成人及び児童の糖類摂取量ガイドライン」では、私たちが肥満やむし歯の予防のために推奨されている、砂糖を含む糖類の量は、1日に摂取するカロリーの5％未満。平均的な成人で1日およそ25g、ティースプーン6杯分の計算です。

一方で私たちは、WHOの基準の2倍以上の砂糖を摂取しているとされており、知らず知らずのうちに砂糖を過剰摂取していることが、体重増加や肥満の原因になっていると考えられています。特に、缶コーヒーやコーヒーショップの甘すぎる加糖飲料は飲む頻度に注意が必要です。

米国がん協会（ACS）のMarjorie McCullough氏らの研究で、甘い飲み物を過剰に摂取すると、がんによる死亡が増える可能性を示すデータが報告されています。

約100万人を対象に、「がん予防に関する前向き研究」のデータを使用して、加糖飲料や人工甘味料入りの飲料の摂取量とがんによる死亡の関連を検討しました。すると、加糖飲料を1日に2回以上飲む人の全がん死リスクは、加糖飲料を全く飲まない人と有意差がないものの、149ページで紹介した肥満関連がんによる死亡リスクが高くなることが明らかになったのです。

人工甘味料入りの飲料でも同様に、**摂取量と肥満関連がんによる死亡リスクが高くなる**ことがわかっています。

普段から食事や間食、のどを潤すためなどで甘い飲み物を好んで飲んでいる人は注意が必要です。いきなり水やお茶に切り替えるのが難しい場合は、まずは頻度を減らすことから始めてください。そのうえで、甘い飲み物はご褒美のために飲む、3時のおやつのときだけなどルールを決めることが大切です。

加糖飲料は飲む頻度と注文方法に工夫を

ここまで述べてきたように、加糖飲料はなるべく控えるのがベストです。ただし、週に1回程度、ご褒美としてカフェで甘いものを飲むのは、実際には減量の妨げにはほとんどなりません。

むしろ、ダイエット中に息抜きをしてあげることで、気分転換ができてモチベーション維持に繋がりますので、友人とのお出かけやチートデーとしては積極的に取り入れて良いと私は思います。

ただし、その際にはオーダーの仕方にも工夫が必要です。

例えば、キャラメルやチョコレートを使用したメニューと比べて、比較的低カロリーのフルーツ系の商品を選ぶ。高カロリーなホイップクリームやシロップを控え、牛乳や豆乳、アーモンドミルク、オーツミルクなどに変えてみる。

豆乳は、牛乳に比べてコップ1杯（200ml）あたり、約30キロカロリーほど低く、豆乳に含まれているサポニンは、抗酸化作用、免疫力向上、脂肪の蓄積の予防、肝機能向上などの有益な作用があります。

とはいえ、こうしたご褒美は週2回までが目安です。砂糖入りの飲料を習慣的に飲用すると、肥満の有無とは無関係に、2型糖尿病のリスクが高まるため注意しましょう。

やせる
MIND SET
マインドセット

ダイエット中はもちろん、健康のためにもなるべく避けたい砂糖の摂りすぎ。ただしどうしてもやめられない人は、まずは、飲み物から、次に間食、と段階的に減らす努力を。

33 危険！肥満者増加で、若年層の大腸がんが増えている

2人に1人ががんになると言われている現代、がんは私たちにとって切り離せない病気になりました。厚生労働省によると、我が国の死亡の原因で最も多いのは「がん」で、その内訳をみると、**男女ともに大腸がんが上位になっている**のがわかります（図表⑩）。

日本では40歳以上は自治体による大腸がん検診の対象となっていますが、やっかいなことにそれより下の年齢は対象にはなっておらず、発見が遅れがちです。また、40歳以降でもついつい忙しさにかまけて検診を受けない例も珍しくありません。

加えて、食の欧米化などによる肥満は大腸がんのリスク要因になることがわかっています。働き盛りである若年層なら、仕事終わりや休日にファストフードや揚げ物などをついつい食べ過ぎてしまう場合もあるでしょう。こうした食生活は大腸がんのリスクになって

図表⑩　日本のがんによる死亡内訳

●主な部位別がん死亡率（2022年）男性

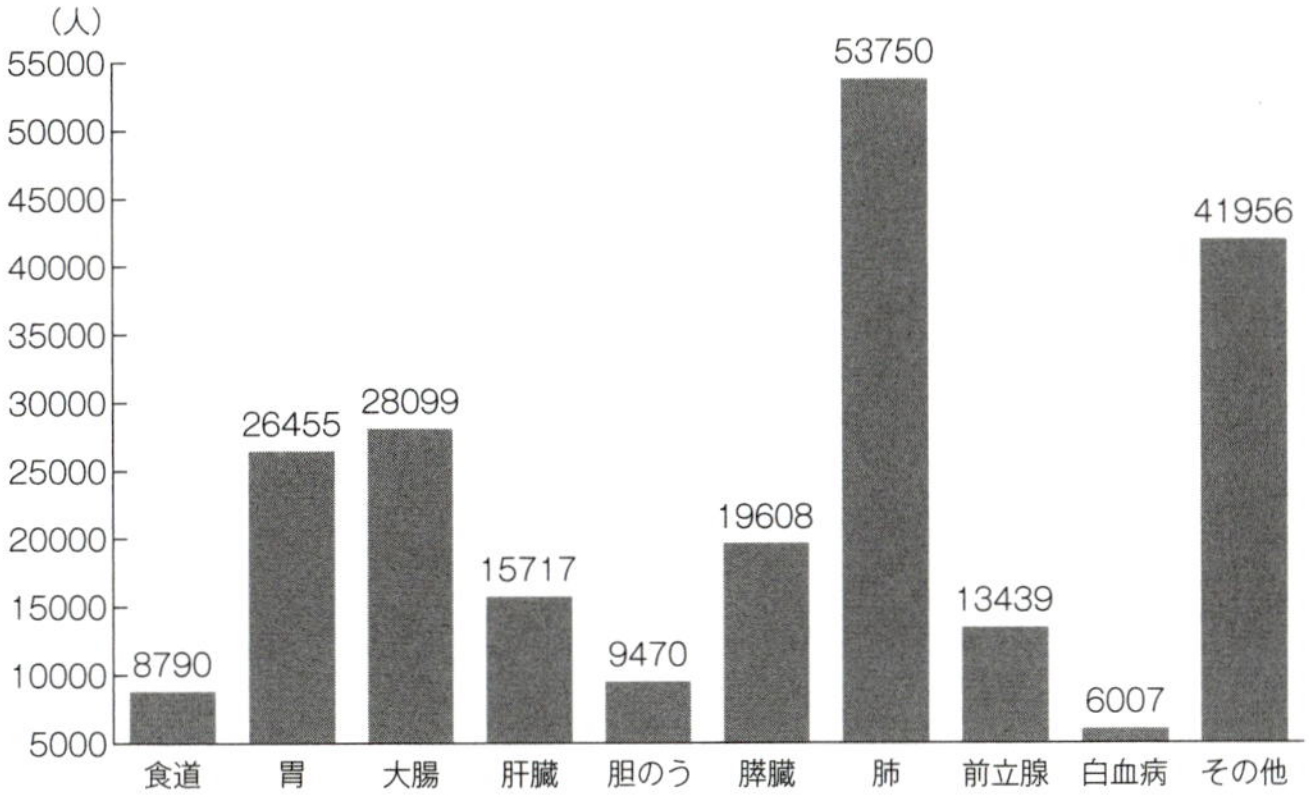

※グラフ「その他」は、口腔・咽頭、喉頭、皮膚、乳房、膀胱、中枢神経系、悪性リンパ腫、その他のリンパ組織・造血組織及び関連組織の悪性新生物、その他の悪性新生物の合計

●主な部位別がん死亡率（2022年）女性

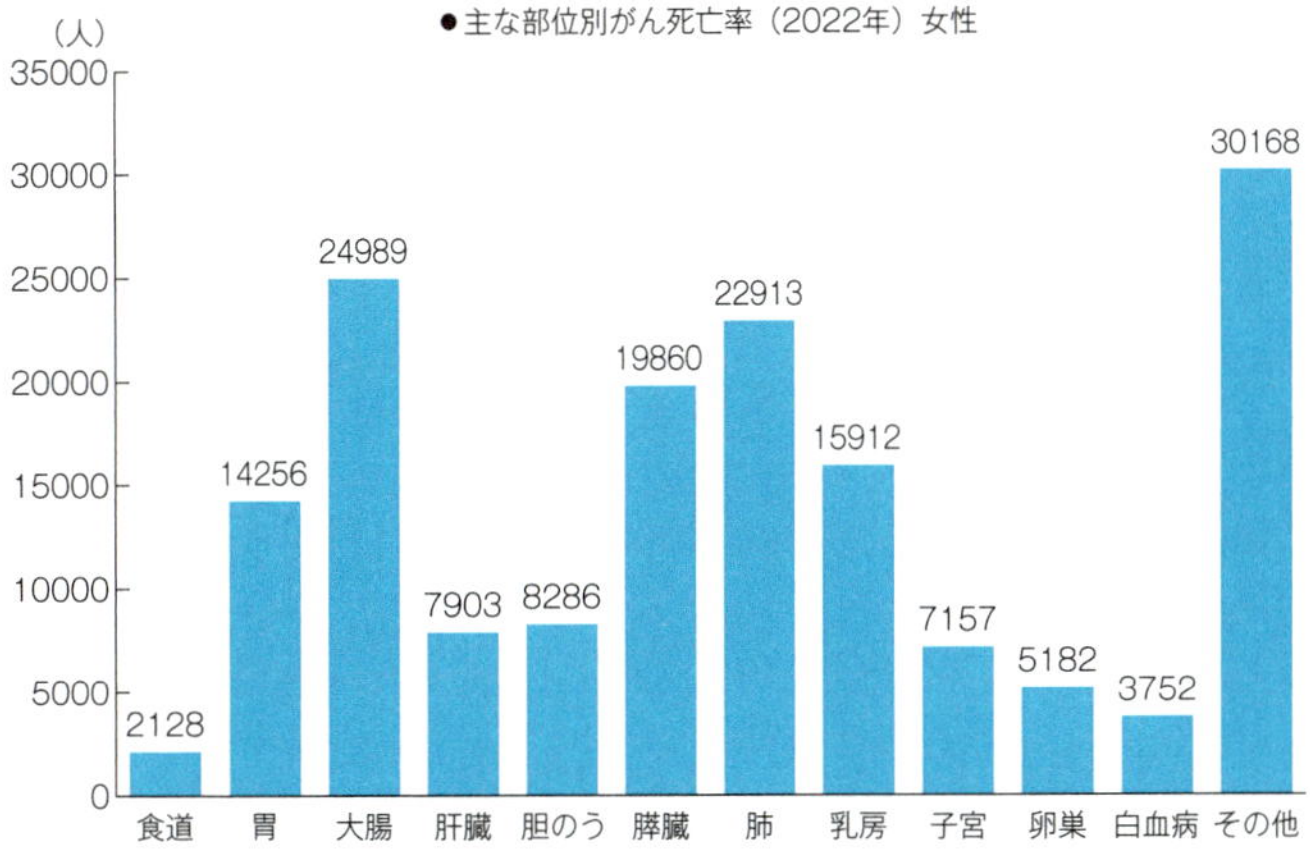

※グラフ「その他」は、口腔・咽頭、喉頭、皮膚、膀胱、中枢神経系、悪性リンパ腫、その他のリンパ組織・造血組織及び関連組織の悪性新生物、その他の悪性新生物の合計

出典：厚生労働省「2022年人口動態統計（確定数）」

いるため要注意です。

では、肥満の人がダイエットすれば、大腸がんのリスクが低下するのでしょうか？

米メリーランド大学のKathryn Hughes Barry氏らが実施した研究では、**ＢＭＩ25以上の過体重または肥満者が減量することで、大腸がんリスクを低下させる可能性が示されました。**

減量することで大腸がんの前段階となる大腸腺腫発生が抑制され、さらに大腸がんのリスクを減らせる可能性があります。

つまり、若年層で肥満の人は大腸がんのリスクが高い傾向にありますが、ダイエットをして普通体重に戻せば、大腸がんをはじめとする病気のリスクを低くすることができるのです。この研究結果は若年層の大腸がん対策の新たなスタートにつながるかもしれません。

やせる MIND SET
マインドセット

若年層の太りすぎは大腸がんのリスクを高めるという研究結果が。ダイエットをして普通体重に戻せば、大腸がんのリスクが低くなる。

34

肥満の人は、普通体重の人に比べて2倍、うつにかかりやすい

近年、脳機能や精神疾患に対する栄養摂取と肥満の影響についての調査が盛んに行われており、「栄養精神医学」という新たな分野の研究が注目されています。

かねてより、肥満やメタボは生涯を通じてうつ病や不安症などのリスクを高めると言われていました。オーストリアのウィーン医科大学などの研究では、**肥満のある人はそうでない人と比べてうつ病が2・5倍、不安障害が2・1倍高くなると報告されています。**

そのほかの研究でも、**肥満の人は肥満でない人の2倍、うつにかかりやすいと言われており、肥満とうつ病には、双方向に関連性が報告されています。**

いくつかの研究で、うつ病が体重増加や肥満を引き起こすこと、また、肥満の人がその後うつ病を発症する可能性が高いことも言われています。

また、肥満の人が減量すると、抑うつ気分の改善がみられることがわかっています。減

量をして自分に自信を持てるようになることが、不安な気持ちを晴らすことにもつながっているのでしょう。

甘いものを摂りすぎるとうつになる？

気分が晴れないときや疲れているとき、ご褒美のために甘いものを食べて気持ちを切り替えた経験はないでしょうか？　しかし、甘いものを摂りすぎるとうつの発症率を高めることがわかっています。

ロンドン大学のAnika Knüppel氏らは、甘い食物や飲料摂取と、一般的な精神疾患、うつ病との関連性について調査をしました。その結果、甘い食物や飲料、および添加された糖類の摂取は、抑うつ症状と関連していることが明らかになったのです。

研究では、**甘い食物や飲料からの糖類の摂取が多い男性において、5年後のうつや不安障害の発症率が23％増加している**ことがわかりました。

糖分の過剰な摂取は、食後のインスリン反応に大きく関わり、ホルモンバランスを乱してしまいます。ホルモンバランスが崩れると気分の落ち込みやイライラなどにつながってしまうため、甘いものを摂り過ぎないことは体だけでなく心の健康のためにも重要と言えるでしょう。

肥満が双極性障害に影響する？

うつ状態と躁状態を繰り返す双極性障害患者の60％以上は肥満と言われており、肥満が病状を悪化させることがわかっています。双極性障害は脳の活動を調整している神経伝達物質の働きが異常に強くなったり、弱くなったりしてバランスを崩してしまうために起こります。

そのため、双極性障害の患者は自分の意思が相手にうまく伝わらないストレスから過食となり、食欲や摂取量のコントロールができず太ってしまうのです。

双極性障害の患者は肥満管理のための食事療法や運動療法などの治療を行っているのですが、2型糖尿病や心血管疾患などの発症率が高く、一般の人に比べて寿命が短いことがわかっています。

双極性障害を含む重度の精神疾患患者では、とくに肥満が顕著に認められることが報告されています。

双極性障害と肥満はいずれも脳に何かしらの影響があると考えられていましたが、双極性障害による脳皮質の変化と肥満との関係については、これまでよくわかっていませんでした。しかし、カナダのダルハウジー大学のSean R. McWhinney氏らが、双極性障害患者の肥満と脳皮質形態との関連について調査を行ったところ、双極性障害の患者ではBMIが高いほど脳の双極性障害と関連性の高い部位の変化が顕著であることが示されました。

見た目やさまざまな病気のリスク同様、メンタルを健やかに保つためにもダイエットは効果がありそうです。

やせる
MIND SET
マインドセット

糖分の過剰な摂取は、ダイエットの妨げになるだけではなく、メンタルにも影響が。

体の健康同様、メンタルの健康のためにもダイエットを。

35 肥満男性が減量すると精子数が上昇する

ダイエットは妊娠力の向上にも役立つことがわかってきました。

パートナーとの間に子どもを望んで一定期間が経っても妊娠しない場合を不妊症と呼びます。こうした不妊の問題は、女性だけに問題があると思われがちですが、実はそうではありません。

WHO（世界保健機関）によると、不妊の原因は男性のみが24％、男女両方が24％、女性のみが41％、原因不明が11％となっており、不妊症の48％は男性が関与していることがわかっています（図表⑪）。

男性不妊の原因は次の3つです。

図表⑪　不妊症の原因

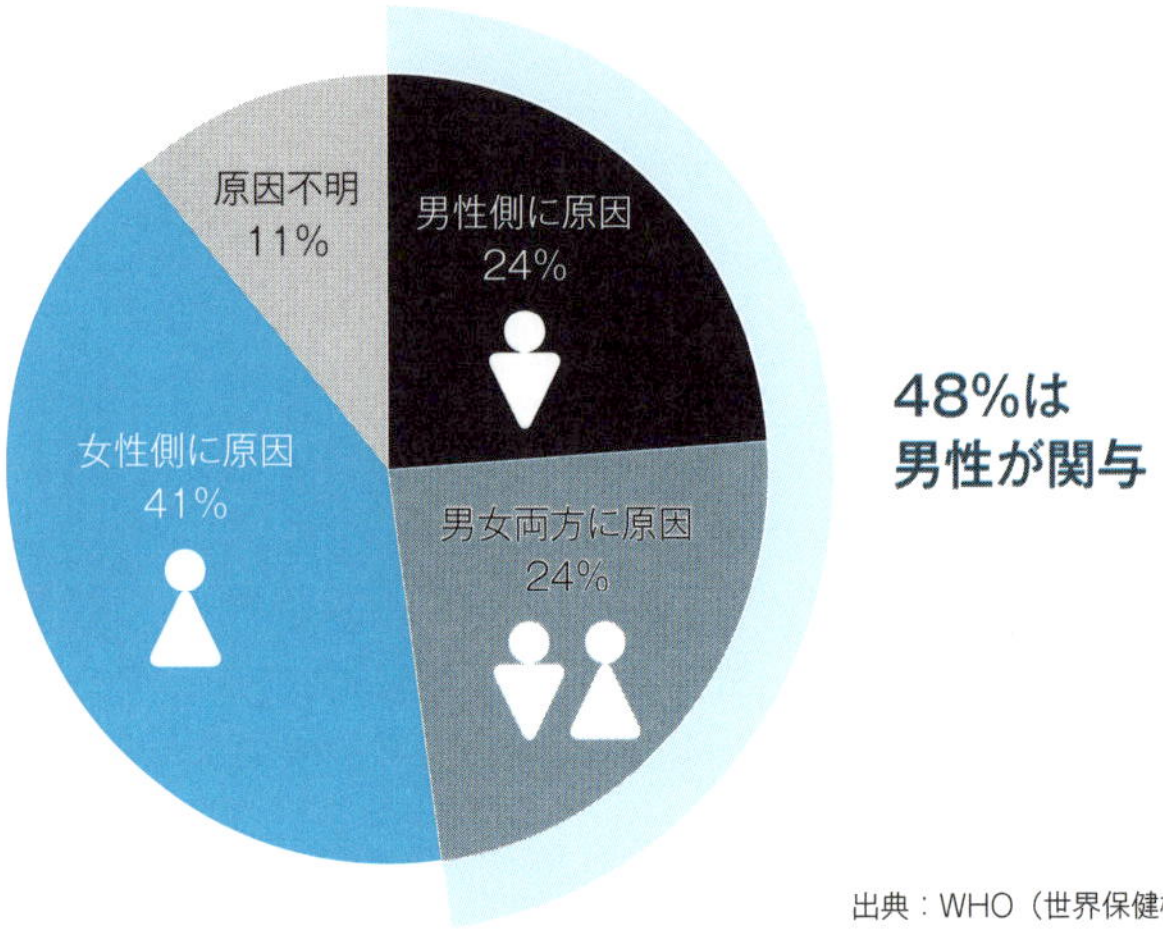

出典：WHO（世界保健機関）調べ

①造精機能障害：精子を作る能力が低下している
②性機能障害：勃起や射精ができない（ED）
③精路閉塞障害：精子の通り道が詰まっている

このうち、精子の質の低下に肥満が関係していることは、過去の研究でも明らかになっていました。

そして今回、コペンハーゲン大学教授のSigne S. Torekov氏らの研究によって、**減量が精子数を増加させる可能性のあることが報告されました。**

この研究では、減量によって精子の濃度

や運動率などの精液のパラメーターの改善が可能であるのかを検討しています。研究内容の対象は、18〜65歳で、BMI32〜43の男性56人です。

この対象者に、まずは1日800キロカロリーの低カロリー食を8週間続けてもらう食事療法を行い、その後、対象者をランダムに4群に割り付けて、維持期間として52週間にわたって、次のいずれかが実施されました。

・第1群：週150分以上の中等度の有酸素運動、または週75分以上の高強度の有酸素運動を実施
・第2群：リラグルチド（減量目的でも使用される肥満症の薬）を1日当たり3mg服用
・第3群：その両方を実施
・第4群：いずれも実施しなかったプラセボ群

1年後、運動のみで薬物療法を受けなかった1群と、肥満症の薬物療法のみで運動しなかった2群は、13kgの体重減少を維持しました。

そして、肥満症の薬物療法を受け、運動も行った3群は、減量から52週後も適正体重を維持できただけでなく、健康状態が改善し、精子の質の改善も維持できていました。

一方、いずれも実施しなかった第4群は、減少した体重の半分がリバウンドし、2型糖尿病と心血管疾患の発症に関連する多くの危険因子が悪化しており、精液の質も再び低下したのです。

さらに、研究開始時と食事療法終了後に採取した精液を比較したところ、食事療法終了後には平均で精子濃度が1・49倍に、精子数は1・41倍に増加していることが明らかになりました。

52週間後の精液の評価では、運動と薬剤のいずれかまたはその両方によって減量を維持していた約半数の対象者で、精子濃度も精子数も高い状態が維持されていました。

しかし、再び体重が増加した男性では、精子の質は維持されませんでした。

つまり、**体重を落としてその状態を維持することが、精子数の増加に大きな影響を及ぼしている**ということ。

過去の研究でも精子数が多いほど妊娠に至るのも早いことが報告されているので、不妊に悩むご夫婦にとっては男性側の減量が、妊活に良い結果をもたらす可能性があると考えられます。

もちろん女性の肥満も不妊の原因のひとつです。夫婦で肥満傾向にある場合は、妊活を始める前に一度お二人でダイエットについて話し合ってみてはいかがでしょうか。

やせる
MIND SET
マインドセット

肥満が男性の精子数に関係しているという報告が。

同じく女性の肥満も不妊の原因になる可能性も。夫婦のいずれか、もしくは二人とも過体重の場合は、ダイエットについても相談してみよう。

第4章

子どもの健康を守る、親の心得

親の食生活を改善して子どもの健康を手に入れる

好き嫌いがある子や食が細い子に比べると、よく食べるのは親にとっても喜ばしいことですが、一方で食べ過ぎや与えすぎによる子どもの肥満が問題になっています。

文部科学省が2022年7月に公表した「学校保健統計調査の結果（速報値）（2021年度）」では、標準体重より20%以上重い「肥満傾向」の子どもの割合について、小学生で5～10%台、中学生は9～10%台、高校生は8～9%台、幼稚園児では3%台であることが報告されており、全体でみると、子どもの肥満率は10%前後で推移しています。子どもの肥満は親の食生活がダイレクトに影響するもの。その中でも特に母親の生活習慣が子どもの肥満に大きく関連していることがわかっています。また、子どもへの愛情不足も成人後の糖尿病リスクを高めることも明らかになってきました。

第4章では、子どもの健康な体を作るための親の考え方について解説します。

36

子どもの頃に太っていると大人になっても80％が肥満に

小さい頃、ご飯をたくさん食べると褒められた経験はないでしょうか？

年頃になって食べる量を気にし始めると「若いうちは少しぐらい太っていたって大丈夫」と言われたり、「少しふっくらしている方が健康的に見える」などと言われたりして育った人もいるでしょう。

しかし、こうした親や周りの考えが、子どもの病気のリスクを高めているかもしれません。

肥満は大人の問題と思われがちですが、近年、子どもの肥満が問題となっています。お菓子が手放せなかったり、濃い味付けや揚げ物などを好むため食が進みすぎてしまったりすることが原因で、子どもが肥満傾向にあるのです。

子どもの肥満も糖尿病や脂肪肝のリスクを高めるため、成長に応じて適正体重を保つことはとても大切なことです。

さらに、子どもの頃の肥満は成人後の心血管疾患のリスクを高めることが明らかになっています。

2016年に『The New England Journal of Medicine』に発表された研究報告を紹介しましょう。

平均年齢17・3歳の青年男女230万人に、約40年間追跡を行った試験で、**青年期に過体重と肥満だった人は、成人になったときに心筋梗塞や動脈瘤などの心血管死のリスクを3・5倍に高める**ことがわかりました。

つまり、若いからといって「食べたいものを食べたいだけ」という食生活を送っていると、将来病気になるリスクが高くなるということです。

子どもの頃に肥満だった人は、大人になっても80%が肥満になるというデータもあります。親が意識して子どものうちから、食事、運動などに気を付けて体重をコントロールするように心がけることがいかに大切か、おわかりいただけたでしょう。

やせる
MIND SET
マインドセット

子どもの頃の肥満が、大人になっても影響することが判明。子どもが将来「肥満」で悩むかどうかは親の意識次第。

37 SNSで流行っているダイエット法はとりあえず疑ってかかる

昔はテレビや雑誌などでしか活躍を目にすることができなかったアイドルやモデル、芸能人ですが、SNSの普及で、より身近な存在に感じられるようになりました。

そして、新たにインフルエンサーと呼ばれる、「主にSNS上で影響力を持った情報発信者」というポジションも確立されています。

個々にプライベートや食生活、美容法などさまざまなことを発信している彼、彼女たちを見て、子どもたちがそのファッションやライフスタイルを真似したいと思ってしまうのはごく自然なこと。

確かに、憧れている人が使っている美容グッズや取り入れている食事法、ダイエット法などは、つい真似したくなるのもわかります。

また、一般の人でもSNSを使って気軽に情報発信ができるようになったことで、自身とモデルやアイドル、インフルエンサーとの垣根があいまいになってしまった感もあります。

しかし、一方でSNSの誤った使い方が問題視されるケースも増加。特に親御さんは、お子さまたちが、根拠のないSNSの投稿に踊らされていないか気にかけておく必要があります。

情報を鵜呑みにすると健康被害のリスクも

特に健康被害につながる情報には注意が必要です。ダイエットに関する投稿もそうです。憧れているモデルやアイドル、インフルエンサーが実践しているダイエット法が、医学的根拠があるかどうかは、その投稿だけではわかりません。実は間違ったダイエット法だったということも少なくなく、その情報を鵜呑みにしてしまうと健康被害につながる恐れもあります。

モデルの体型に憧れて、食事量を極端に減らす人がいますが、それでは健康的にやせることができないばかりか、短期的にやせられたとしても元の食生活に戻すと、ダイエット前よりも太ってしまうこともあります。

無理なダイエットはリバウンドの可能性や、将来的に月経不順や月経停止、骨粗しょう症、脱毛などの病気の引き金になってしまうこともあるのです。

特に女性の低体重は不妊の原因にもなるため、将来妊活を始めたときになかなか妊娠できないということにもなりかねません。

ＳＮＳを上手に活用するポイント

では、ＳＮＳで得たダイエット法が正しい方法なのかを見分けるためにはどうすればよいのでしょうか。

ＳＮＳはクリニックや企業も利用していることから、数ある情報の中には医学的根拠に基づいた有益な情報も含まれています。

正しい情報か誤った情報かを見極めるためには次のポイントを意識してみましょう。

・情報を発信している人は誰か？

・そのダイエット法に根拠はあるか？
・自分にとって再現性は高いか？
・中長期的な継続は可能か？

まずは情報を発信しているのが個人なのか企業なのか医療機関なのかを確認します。個人であれば、そのダイエット法は個人の経験に基づくものなのか、それとも医学的根拠があるものなのかを確認してみてください。

そして、医学的根拠があっても、そのダイエット法が皆に有益なダイエット法とは限りません。中長期的な継続ができるかどうかも含めて、再現性があるか確認しましょう。

やせる
MIND SET
マインドセット

間違ったSNSの情報で、将来的な病気リスクを背負う可能性も。
普段からSNSの使い方、
情報リテラシーについては子どもと話し合っておく必要がある。

38

子どもの頃の肥満で、病気リスクが高くなる

「若いから少しぐらい太っていても大丈夫」。そうした子どもの頃の誤った認識が、成人後の心血管疾患のリスクを上げることはすでにお伝え済みですが、病気のリスクが上がるのは心血管疾患だけではありません。

子どもも大人の肥満と同じように、２型糖尿病にならないように注意する必要があります。

本書では、高齢者を含め、成人の肥満とその後の病気のリスクなどさまざまな研究を紹介してきましたが、子どもの頃の肥満に関しても成人後の病気のリスクが高くなる可能性が報告されています。

まずは、基礎知識として小児期の肥満がなぜ糖尿病を引き起こすのかを説明しておきます。

ヒトの脂肪細胞の総数は小児期に増加し、20歳以降は肥満者でも非肥満者でも脂肪細胞の数はほとんど変化しません。

そのため、子どもの頃に太っていると、成人期以降に食べ過ぎや運動不足により脂肪細胞のサイズが増大した場合に、アディポネクチン（脂肪細胞から分泌される善玉物質で、通常は血液の中に存在しており、動脈硬化を起こす炎症物質の働きを抑える）の低下をきたし、糖尿病を発症しやすくなります。

日本の子どもの肥満割合は減少傾向だが……

我が国における子どもの肥満割合は高止まりの状態にあるものの、2006年頃から減少傾向にあり、現在では子どもの肥満割合は10％前後で推移しています。一方で欧米諸国では小児の23％が過体重、あるいは肥満と報告されており、**子どもの頃に肥満になってそのまま成人を迎えると、糖尿病リスクが高くなる**ことがわかっているため、子どもの頃の適切な体重管理が重要視されています。

そこで小児を対象にした大規模な研究が、デンマーク人男性約6万人を対象として行われました。

本研究では子どもの頃から成人になるまでの体重の変化が、2型糖尿病の発症にどの程度関わるかを検討しています。7歳、13歳、17〜26歳のグループに分けて、そのうちの過体重（正常体重と肥満の中間の状態）または肥満と判断された6万人を解析対象として調査しました。

結果として、どの年齢でも過体重になると2型糖尿病の発症リスクが高くなることがわかりましたが、なかでも17〜26歳のときに過体重の人は、2型糖尿病の発症率が最も高かったのです。

7歳のときに過体重でも、13歳までにダイエットをして普通体重を維持できていた人は、30〜60歳の成人を迎えたときに2型糖尿病だと診断されるリスクが低くなりました。

また、7歳と13歳のときに過体重であっても、17〜26歳までにダイエットをして普通体重を維持した人は、小さい頃から普通体重を維持できていた人に比べて2型糖尿病の発症リスクは高くなりましたが、7歳から26歳までのすべての調査期間にわたって過体重であった人よりも糖尿病発症のリスクは低かったという結果が報告されています。

そして、7歳のときに過体重の人の64・4％は成長に伴って過体重から肥満もしくは普通体型に推移しており、成長に伴って過体重が解消された場合には、2型糖尿病の発症リスクは、ずっと普通体重の人と同程度になることがわかりました。

一方、7歳のときに標準体重であっても、7歳以降から26歳までの成人早期にかけてBMIが増加した場合には、2型糖尿病の発症リスクが増加することも示されています。

少し難しい話になってしまいましたが、7歳のときの過体重が2型糖尿病の発症リスクに及ぼす影響は、思春期までに過体重を解消し、成人早期まで標準体重を維持することで軽減されます。しかし、13歳のときの過体重の影響は部分的にしか解消されないという結果となりました。

思春期の過体重は中高年期以降に2型糖尿病を発症するリスクを増大させることを考えると、思春期より前に対策して過体重を解消することが、将来の糖尿病のリスク低減のために非常に重要であることがわかります。

子どもの肥満対策、親がすべきこととは？

小児と肥満の関係を踏まえて、太りすぎが気になる場合は毎日の体重測定と記録、セルフモニタリングを行いながら次の生活習慣の見直しをご家庭で意識して実践してみてください。

①お菓子や甘いものを食べさせすぎない

昔に比べると、現在の子どもはお菓子を食べる量が圧倒的に増えています。

おやつとしてお菓子を与える代わりに、フルーツなど咀嚼が増えて満腹感を得やすいものをおやつにすると、少量でも満足感を得られるようになります。

②食生活を見直す

まずは、軽くでも朝食を食べる、給食のときにおかわりをしない、夜食を食べないなど基本的なことを意識させましょう。

また、肉食に偏ると脂質が多くて肥満になりやすいため、野菜中心の食事に切り替え、できるかぎり魚や植物性たんぱく質を積極的に取り入れましょう。もちろん、たまには子どもが好きな料理をたくさん作ってあげることも大切です。

カレーやミートソースなどは野菜をたくさん入れることでヘルシーになりますし、野菜嫌いの子でも細かく切って混ぜ込んでしまえば、野菜の味をごまかすことができるため、野菜不足を解消しやすくなります。

そして、料理を食べる順番も意識しましょう。必要な栄養をしっかりメニューに取り入れたうえで、最初に汁物、次にサラダなどの野菜料理、それから肉やごはんを食べるようにするだけでも、十分肥満改善、予防につながります。

③適度な運動を促す

肥満の子どもは、体を動かすことがあまり好きではない傾向にあります。

また、近年ではスマートフォン、タブレットPC、テレビゲームなどの普及や、公園での遊び方の制限などが重なり、子どもが外で思いきり遊ぶことが少なくなっています。塾や習い事で忙しく、体を動かす時間がないという子どもも多くいます。

朝は早起きをして、少しでもいいので親子で散歩に出かけたり、テレビを見ながら一緒に体操やストレッチをしたり、お手伝いを積極的にさせたりするなど、できる範囲で体を動かす習慣をつけるだけでも肥満改善、肥満予防に効果的です。

間接的にはタブレットやゲームなどの時間、いわゆるスクリーンタイムを2時間以内と制限することも有効です。

できるところからでかまいません。普段から子どもとコミュニケーションをとり、生活習慣にも気を配る意識をもちましょう。

やせる

MIND SET

マインドセット

小さい頃に肥満気味だった人でも、思春期に適正体重までダイエットすることで中高年期の2型糖尿病リスクが低下。将来の病気リスクを鑑みて親が子どもの生活習慣に気を付ける必要がある。

39

12歳までの受動喫煙で肥満リスクが上昇

ご家族の中にたばこを吸われる方はいますか？　皆さんご存じのように、たばこは自分だけでなく家族やまわりの人の健康にも影響を及ぼします。

そもそもたばこの煙には200種類以上の有害物質が含まれており、そのうち約60種類に発がん性物質が含まれています。それだけではなく、たばこを吸い続けると動脈硬化が進行して心筋梗塞や脳梗塞のリスクを高めます。

さらに厄介なのが、たばこによる「受動喫煙」です。受動喫煙とは、たばこを吸わない人が自分の意思に関係なく煙を吸い込んでしまうことを言います。

受動喫煙の健康被害は、喫煙者よりも大きく深刻で、**子どもがたばこの煙を吸ってしまうと、気管支炎や、肺炎、喘息などの呼吸器疾患だけでなく、乳幼児突然死症候群（SIDS）が増えるなどの健康への影響が報告されている**のです。

受動喫煙は男児の肥満リスクを高める

そして、この受動喫煙は子どもの肥満のリスクを高める可能性があることが東京医科歯科大学の藤原武男氏らの研究で明らかになりました。

本研究は東京都足立区の公立小学校69校を対象に、２０１８年に小学4年生、２０２０年に小学6年生の児童とその保護者を対象にアンケート調査を実施しています。

解析対象のすべての児童のうち、15・２%は4年生のとき、6年生のときの両方の時点で受動喫煙にさらされていました。そのうち、５・８%は親が禁煙するなどして途中で受動喫煙が終了しており、残りの４・８%は反対に途中から受動喫煙が始まっています。

これらのデータからさらに生活環境などの調査をしたところ、継続的に受動喫煙にさらされていた群は、受動喫煙歴のない群と比較し、6年生のとき、より高いＢＭＩカテゴリーに該当する割合が有意に高くなりました。

次に、性別で比較すると、**男児では継続的に受動喫煙にさらされていた群でのみ、肥満の発症が有意に高いという関連が見られました。**一方で、女児の肥満の発症は、受動喫煙歴のない群と他の全ての群で有意差は見られませんでした。

性別で結果に差が出た理由は、脂肪燃焼に関係しているβ_3-アドレナリン受容体の肥満への影響に性差が存在することなどの仮説が考えられています。

今回の研究結果で受動喫煙は、男児の肥満のリスク因子のひとつであると考えられました。ただし、受動喫煙の状況が改善されると肥満リスクは低下する傾向があることも報告されています。

たばこを吸う際の工夫

「受動喫煙が家族の健康に影響するのなら、近くで吸うのはやめよう」。そう考えがちです。しかし、この誤った認識こそが子どもの健康被害につながっているのです。

受動喫煙の大きな問題点は、室内の空気中に滞留している煙を知らず知らずのうちに吸っていることです。

子どもを気遣って別の部屋でたばこを吸っても、十分に換気ができていなければ、直接、喫煙者の側でたばこの煙を吸ったのと同じです。

たばこの煙は、煙が目に見えなくなってにおいや煙たさを感じなくても、換気しなければ空気中に滞留していると考えてください。

こうしたことを踏まえれば、たばこを吸うときは室内ではなく屋外で吸うようにするのが賢明でしょう。もし、室内で吸う場合は必ず換気をすることを心掛けてください。空気の通り道を作るように、換気扇を付けて窓を開ける、もしくは対面する2か所の窓を開けて換気すると効果的です。

やせる
MIND SET
マインドセット

親の喫煙習慣が子どもの肥満を助長する可能性が。どうしても禁煙できない場合は、子どもの前で吸わない、換気に気を付けるなどの配慮を。

40 親子で太っているのは本当に遺伝のせい？

子どもの食生活は親の影響が大きいことは想像に難くないでしょう。実際、子どもの頃に身に着けた食習慣は、大人になっても引き継がれている可能性が高いことが多くの研究により示唆されています。「おふくろの味」とはよく言ったもので、幼少期に何度も食べた味は、大人になってもその味やそれに近い味を、好むようになります。

子どもの頃に身に着けた食生活が、加工食品を多用した料理や糖分、脂質の多い料理などの場合は、肥満や2型糖尿病などのリスクが上昇することがわかっています。

特に小学校入学までの育児期に、母親が超加工食品を使用していると、母親および子どものライフスタイルリスクとは関係なく、子どもの過体重や肥満のリスク増加と関連するという研究結果をマサチューセッツ総合病院のYiqing Wang氏らが報告しています。

超加工食品とは、糖分、塩分、脂肪を多く含む加工済みの食品のこと。主に硬化油・添加糖・香味料・乳化剤・保存料などの添加物を付与して、工業的過程によって作られる食品のことを指します。身近な食品では、冷凍やチルドの惣菜や弁当、チキンナゲット、ポテトチップス、菓子パン、カップ麺、クッキー、ビスケット、冷凍ピザなどです。

Yiqing Wang氏らの研究グループは、周産期および育児期の母親の超加工食品摂取と、小児期・思春期の子の過体重／肥満の関連を調べるため、米国の3つのデータを解析しました。

その結果、**母親の超加工食品摂取が最も多いグループは、最も少ないグループと比べて、子の過体重／肥満リスクが26％高い**という結果になりました。

このことからも、子どもの健康を守るためには、育児期の母親の食事習慣がいかに大切かが、おわかりいただけたかと思います。

加工食品は悪なのだろうか？

では、加工食品を使うことは悪いことなのでしょうか？

忙しい現代人にとって、加工食品は時短かつ手軽に食べられる便利なものです。そして、育児中の母親が加工食品を利用することは、休息の時間や子どもと過ごす時間を確保するためにも欠かせません。

疲れている日には、冷凍食品やカップ麺などに頼ってしまう日だってあるはずです。

だからこそ、加工食品を利用する際に大切なのは、加工食品や超加工食品を使用するときの食べ方を工夫することです。

- ピザを食べるときは副菜としてサラダを用意する
- チルドの弁当や総菜を使うときは具沢山の味噌汁だけは作る
- ファストフードを食べる日は、1日の食事のどこかで栄養バランスの帳尻を合わせる

などを意識するように心掛けましょう。

やせる
MIND SET
マインドセット

小学校入学前の育児期の子どもに、超加工食品を食べさせすぎると、子どもが肥満になる可能性が。どうしても超加工食品を使用する際は工夫を。

41 子どもの高血圧は成人期まで引き継がれる

肥満と高血圧の関係についてはよく知られていますが、それは大人に限ったことではありません。**子どもも肥満になれば、高血圧になることがわかっており、その状態が続くと将来、動脈硬化や心血管疾患のリスクが高まる**ことは以前より明らかになっていました。

子どもの場合、体重が平均を少し上回った程度でも、高血圧のリスクが上昇することが南カリフォルニア病院のCorinna Koebnick氏らの研究で明らかになりました。

肥満には該当しない程度の体重増加も子どもの高血圧リスクとなるのかという点は、これまで明らかになっておらず、今回の研究ではそうした背景をもとに検証を行いました。

結果としては**3～17歳の子どもでも、ＢＭＩが正常値から離れれば離れるほど高血圧の発症リスクが高まりました。**また、同性・同年齢の子どものＢＭＩ値が1年間で1増加するごとに、高血圧発症リスクが４％増加することもわかっています。

体重増加は小児期の高血圧の最も重要な危険因子です。肥満とはいえない程度の場合でも、体重が増加すると高血圧のリスクが上昇することが報告されたことから、幼少期の食事管理がいかに大切かということがおわかりになるでしょう。

塩分量のポイント

では、私たち大人は子どもの健康管理のために何をすればよいのでしょう。まずは健康維持に役立つ習慣を身に付けることが重要で、我々医療者もどのように医学的な介入を行うか早急に検討する必要があると考えられます。

小児期の高血圧は成人期にまで引き継がれる可能性があるため、心臓や脳を含めた血管にダメージを起こしやすくなります。一度病気になって臓器に傷がつくと、元の状態に戻すのはとても難しいため、心疾患や腎臓病、呼吸器疾患などの病気にならないためにも、子どもの高血圧の予防が非常に重要なのです。

図表⑫　食べ物に含まれる塩分量

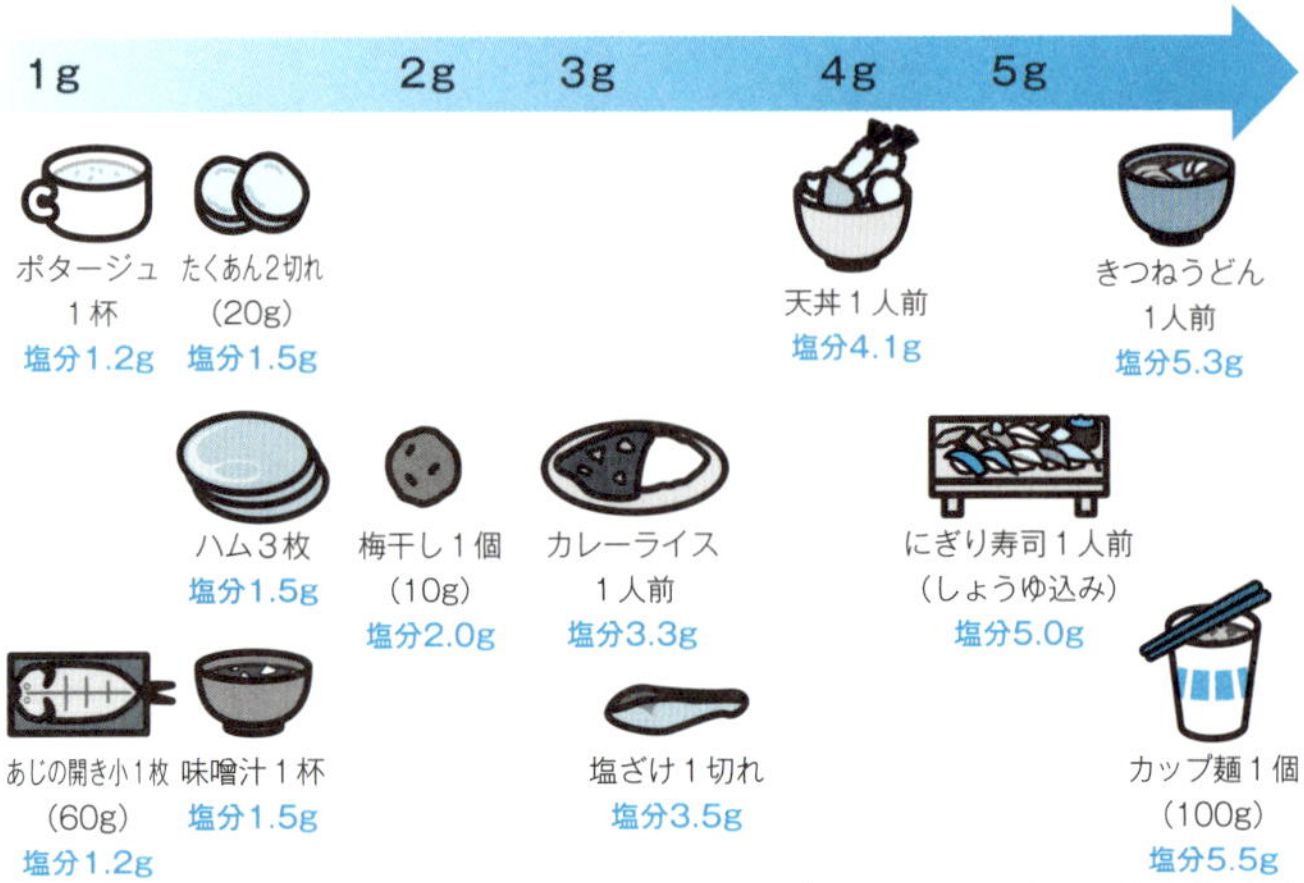

出典：スマート・ライフ・プロジェクト（厚生労働省）を基に作成

では何から始めればよいかというと、まずは塩分の摂りすぎに気を付けることが大切です。前述した加工食品や超加工食品には、塩分が多く含まれているため多用は特に注意したいところです。

厚生労働省が定める子どもの食塩摂取量の目安は、次の通りです。

・6〜11カ月では1・5g未満
・1〜2歳では男子3・0g未満、女子3・5g未満
・3〜5歳では男子4・0g未満、女子4・5g未満
・6〜7歳では男子5・0g未満、女子5・5g未満

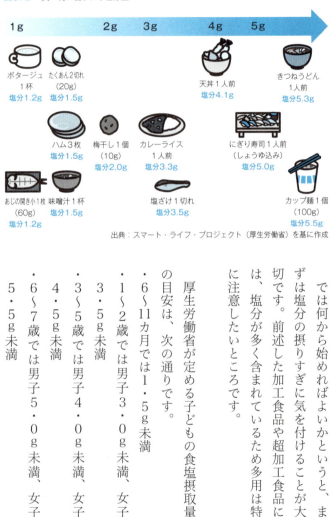

・12歳〜大人では男子8・0g未満、女子7・0g未満

図表⑫を参考にして、普段の食事で塩分を摂らせすぎていないか確認してみてください。

やせる
MIND SET
マインドセット

子どもの高血圧に注意!
小児期の高血圧は成人期にまで引き継がれる可能性があるため、まずは食事の塩分量などに気を使おう。

42 子どもへの愛情不足で成人後の糖尿病リスクが増加

子どもの肥満について、もうひとつ興味深い研究結果を紹介します。子どもの頃の身体的・精神的な虐待が糖尿病リスクを上昇させる可能性があるというものです。

米エモリー大学のLiliana Aguayo氏らは子どもの頃に虐待を受けた体験と、成人後の高コレステロール血症や2型糖尿病の発症リスクとの関連を示した研究を報告しています。

１９８５〜１９８６年に米国内４都市で登録された年齢18〜30歳、平均25歳の５１１５人を対象に、２０１５〜２０１６年まで追跡調査を行いました。また、研究参加者が33〜45歳の時点で、子どもの頃の身体的または精神的な虐待の有無（被虐体験）、および周囲の大人から愛情を受けていたか、家庭内の秩序が保たれていたかなどの養育環境に関する質問を行いました。

結果として、**子どもの頃に身体的または精神的な虐待があった人には、2型糖尿病また**

は高コレステロール血症が多いことがわかりました。

ただし、肥満や高血圧のリスクは、被虐体験の有無と関連は認められず、その影響は性別や人種によって異なることもわかりました。

被虐体験のある場合、白人女性は26％、白人男性は35％、高コレステロール血症のリスクが高く、また白人男性は2型糖尿病のリスクも81％高い結果になっています。

被虐体験があり、かつ秩序のない家庭環境で育ったと回答した黒人男性と白人女性は、高コレステロール血症のリスクが3・5倍以上も高いという結果になりました。ただし、子どもの頃に虐待の経験があって、門限が異常に厳しい、学業でよい成績を常に求められるなどの厳しい家庭環境で育ったと回答した人は、高コレステロール血症のリスクが34％低い結果となっています。

親が忙しいとき、子どもの食事でできる工夫とは？

この研究結果は2型糖尿病や脂質異常症といった心血管疾患のリスクを予防するときに役立つと考えられます。なお、神戸大学でも同様の研究が行われていますので、少し紹介しておきましょう。

神戸大学の田守義和特命教授らの研究グループは、2018年に20歳以上65歳未満の市民2万人を対象に、生活状況や健康課題に関するアンケート調査を行いました。

その中で、女性は、子どものときに親からの身体的な暴力、食事や衣類を適切に与えられないこと、親からの侮辱や暴言による心理的ストレスが肥満の発症に関わっていることがわかりました。

虐待を経験すると、脂肪や糖質の多い、口当たりの良い食べ物に対する依存が起きやすくなったり、ストレスを受けたときに過食に走りやすくなったりすると考えられており、こうした食生活の積み重ねが、成人後の糖尿病リスクの増加に関与しているのではないかと考えられています。

子どもの食生活はやはり親の影響が大きいことがこの研究によってはっきりしました。

今回は子どもの頃の被虐体験を例に出しましたが、親が共働きで食事を一緒に摂れない場合などは子どもの食生活が乱れやすくなるため注意しましょう。

現在は加工食品でも栄養バランスを重視したものが販売されているので賢く選ぶ目を持つことも必要です。また、忙しいときでも、汁物だけは作り置きしておくなどの工夫をしてみるといいでしょう。

やせる MIND SET マインドセット

子どもの頃の虐待や愛情不足が子どもの肥満に影響するという研究結果が。親の愛情が子どもの将来に大きく影響することを肝に銘じよう。

おわりに

厚生労働省が２００８年にメタボリックシンドロームの有無をチェックすることを国民に義務付けたことで、「メタボ」という言葉が広く知られるようになりました。

これにより、肥満が高血圧、糖尿病、脂質異常症を引き起こし、その先の心血管疾患などの命に関わる病気のリスクを高めることも知られるようになったため、肥満の改善に取り組む人も増えました。

中には「あの人に比べて太っているからやせなければ」「モデル体型こそ美しい」など、肥満ではないにもかかわらず、美しさを求めてダイエットを始める人もいます。

健康のために、見た目のために、など、私たちにとって「ダイエット」は、生きていくうえで身近なテーマのひとつと言えるでしょう。

そうであるならば、なおさら正しい知識を持ってダイエットに取り組まなければならないのです。

まぁいいやと自己流のダイエットを繰り返し、そのたびにリバウンドしていれば、気づけば人工透析をしているかもしれません。糖尿病が進行して透析をしなければいけなくなると、もう、これまでのような食生活には戻れないでしょう。

唐揚げもラーメンも、ケーキやシュークリームもお預けです。


こうした未来にならないためにも、まずは自身の体と向き合い、5年後も10年後も健康で美しい自分でいるため、ダイエットの正しい知識を身につけませんか。

これまで自己流やSNSの情報を鵜呑みにして行ってきたダイエットは止めて、科学的根拠をもとに実践する。そして、複数の方法を試してみて、自分に合ったものを組み合わせて中長期的に取り組むことこそが、リバウンドしないダイエットにつながります。


しかし、科学的根拠があるかどうかをその都度自分で精査して、その中から自分に合うダイエット方法をいくつも試してそれを継続するのは、とても大変なことです。大半の人は情報収集する前に挫折してしまうか、自己流のダイエットで一進一退を繰り返すかで、なかなか結果が出ないでしょう。

そうしたときに、頼ってほしいのが、私が院長を務めるクリニックでも行っている「医療ダイエット」です。

例えば、当院で行っている医療ダイエットでは、「内服、注射などの薬物療法」「機械施術」「栄養指導」の3本柱で、自分ではどうすることもできない食欲をコントロールしながら、脂肪細胞そのものを撃退することで、リバウンドしづらい体質作りとダイエットをサポートしていきます。

医療ダイエットの最大の強みは、患者様の健康状態や体重、食事内容などを医師が管理することで「大幅な減量」ができること。そのために、まず行うのが栄養指導です。

自分の食事量は適切だと思っていても、実は間食が多かったり、栄養バランスが偏っていたりします。特にダイエット中の食事メニューは、プロの手を借りた方が栄養面の不安もなくなりますし、定期的にアドバイスを受けられるので患者様の不安に寄り添いながら二人三脚でダイエットを続けることができます。

そして、普通のダイエットと違うのが、必要に応じて医療の力を借りられる点です。より効果を高めるために、脂肪冷却やボディハイフなどの機械を使用して、脂肪細胞にアプローチして理想の体型を目指すこともできます。

さらに、内服や注射などの薬剤を使用することで、脂肪燃焼効果を高めたり、脂肪分解を促したり、血糖値の上昇を緩やかにしたりして、内側からやせやすい体質へと改善していきます。このように、患者様一人ひとりに応じた施術を組み合わせることでリバウンドしにくいダイエットプログラムを提供いたします。

正しい知識をもとにダイエットを行えば、病気の一次予防になり、将来発症するかもしれなかったがんや認知症、心血管疾患、脳疾患などを予防することができます。

本書でご紹介した正しい知識でのダイエットに、医療ダイエットを組み合わせることで、より計画的に、栄養面の不安を解消しながら、健康的にやせることができるでしょう。

「急がば回れ」。古くから言われてきたことわざです。ダイエットこそ「急がば回れ」。正しい方法で問題を一つ一つクリアしていった方が、結果として確実に減量できるのです。

みんな「わかっている」ようで「わかっていない」ダイエットの取り組み方。間違ったダイエットは今日で終わり。

本書がこれまで幾度となくダイエットとリバウンドを繰り返してきたあなたの最後のダイエットの手助けになることを祈っています。

最後に、この本を執筆するにあたって本当に多くの方々にご支援をいただきました。

いつも私をそばで支えてくれている妻のあゆみ、忙しい時や疲れている時にも笑顔いっぱいで元気をくれる三兄弟の恵偉久、呂伊、究音。

当院の医師、看護師、栄養士、受付、カウンセラー、バックオフィスの皆様、いつも患者様への丁寧なご対応ありがとうございます。お陰様で患者様からは高い満足度と結果を得られています。

また、管理栄養士である土屋早穂さん、安保小登美さん、土田春香さん、書籍内で取り上げた症例の教示を頂き誠にありがとうございました。

また、初めて書籍を出版する私を励まし、気遣っていただきながら刊行まで導いてくださったダイヤモンド社の編集者の加藤貴恵さん。大変お世話になりました。書籍の第2弾も是非宜しくお願い申し上げます。

改めて皆様に心からお礼を申し上げ、深い感謝の意を表します。

2024年9月

藤井崇博

参考文献

- https://data.oecd.org/healthrisk/overweight-or-obese-population.htm
- https://www.e-healthnet.mhlw.go.jp/information/dictionary/metabolic/ym-002.html
- https://seikatsusyukanbyo.com/main/opinion/003.php
- https://www.maff.go.jp/j/syokuiku/wpaper/r1/r1_h/book/part1/chap1/b1_c1_1_03.html
- https://www.maff.go.jp/j/seisan/kakou/mezamasi/about/about.html
- https://dm-net.co.jp/calendar/2019/029244.php
- https://lifespan.com.br/ja/2023/08/18/como-o-estilo-de-vida-mediterraneo-aumenta-a-longevidade/
- https://ganjoho.jp/public/pre_scr/cause_prevention/factor.html
- https://apps.who.int/iris/bitstream/handle/10665/149782/9789241549028_eng.pdf;jsessionid=8375870115B8C62A5DC8391EA172497B?sequence=1
- https://www.city.yokohama.lg.jp/kenko-iryo-fukushi/kenko-iryo/kenkozukuri/tabako-health/note/eikyo/ta-07.html
- Miyamura K, et al. Association between skipping breakfast and prediabetes among adolescence in Japan: Results from A-CHILD study.Front Endocrinol. 2023;14:1051592.
- Otaki N, et al. Relationship between Breakfast Skipping and Obesity among Elderly: Cross-Sectional Analysis of the HEIJO-KYO Study.J Nutr Health Aging. 2017;21:501-504
- Sievert K, et al. Effect of breakfast on weight and energy intake: systematic review and meta-analysis of randomised controlled trials.BMJ. 2019;364:l42.
- Jakubowicz D, at el. Fasting until noon triggers increased postprandial hyperglycemia and impaired insulin response after lunch and dinner in individuals with type 2 diabetes: a randomized clinical trial.Diabetes Care. 2015;10:1820-1826. Jakubowicz D,at el.Incretin, insulinotropic and glucose-lowering effects of whey protein pre-load in type 2 diabetes: a randomized clinical trial. Diabetologia.2014;9:1807-1811.
- Debras C, et al.Artificial sweeteners and cancer risk: Results from the NutriNet-Santé population-based cohort study.PLoS Med. 2022;19:e1003950.
- Alexandra G. Yunker, BA et al,Obesity and Sex-Related Associations With Differential Effects of Sucralose vs Sucrose on Appetite and Reward Processing JAMA Netw Open. 2021;4(9)
- Edwin Thanarajah S, et al. Habitual daily intake of a sweet and fatty snack modulates reward processing in humans.Cell Metab. 2023;35:571-584.
- Tan L, et al.Effect of kimchi intake on body weight of general community dwellers: a prospective cohort study.Food Funct. 2023 Feb 21;14(4):2162-2171.
- Kim N, et al. Kimchi intake alleviates obesity-induced neuroinflammation by modulating the gut-brain axis. Food Res Int. 2022 Aug;158:111533.

- Heo W, et al. Lactobacillus plantarum LRCC 5273 isolated from Kimchi ameliorates diet-induced hypercholesterolemia in C57BL/6 mice. Biosci Biotechnol Biochem. 2018 Nov;82(11):1964-1972.

- Lim S, et al. Effect of Lactobacillus sakei, a Probiotic Derived from Kimchi, on Body Fat in Koreans with Obesity: A Randomized Controlled Study. Endocrinol Metab (Seoul). 2020 Jun;35(2):425-434.

- Watanabe D, et al. How many food items must be consumed to meet the recommended dietary protein intake for older Japanese adults?Geriatr Gerontol Int. 2022;22:181-183.

- Sakane N, et al.The study of metabolic improvement by nutritional intervention controlling endogenous GIP (Mini Egg study): a randomized, cross-over study. Nutr J. 2019;18:52

- Shulze MB, et al. Fiber and magnesium intake and incidence of type 2 diabetes: a prospective study and meta-analysis.Arch Intern Med. 2007;167:956-965. Kikuchi Y, et al.

- Effects of Whole Grain Wheat Bread on Visceral Fat Obesity in Japanese Subjects: A Randomized Double-Blind Study.Plant Foods Hum Nutr. 2018;73:161-165

- Hendriks-Hartensveld AEM, et al.Does labeling a food as 'light' vs. 'filling' influence intake and sensory-specific satiation? Appetite. 2022 Apr 1.

- Mozaffarian D et al. Changes in diet and lifestyle and long-term weight gain in women and men. N Engl J Med. 2011 Jun 23;364(25):2392-404

- Vujovic N, et al. Late isocaloric eating increases hunger, decreases energy expenditure, and modifies metabolic pathways in adults with overweight and obesity.Cell Metab. 2022;34:1486-1498.

- Yuki Fujiwara et al.Relationship between diet/exercise and pharmacotherapy to enhance theGLP-1 levels in type 2 diabetes Endocrinol Diabetes Metab. 2019 May 16;2(3)

- Maria Grazia Piancino et al.Altered mastication adversely impacts morpho-functional features of the hippocampus: A systematic review on animal studies in three different experimental conditions involving the masticatory function.PLoS One. 2020 Aug 20;15(8):e0237872.

- Völker J, et al.Adipogenic Activity of Chemicals Used in Plastic Consumer Products. Environ Sci Technol. 2022;56:2487-2496.

- Covassin N, et al. Effects of Experimental Sleep Restriction on Energy Intake, Energy Expenditure, and Visceral Obesity.J Am Coll Cardiol. 2022;79:1254-1265.

- Obayashi K, et al. Associations between indoor light pollution and unhealthy outcomes in 2,947 adults: Cross-sectional analysis in the HEIJO-KYO cohort.Environ Res. 2022;215:114350

- Saint-Maurice PF, et al. Association of Daily Step Count and Step Intensity With Mortality Among US Adults.JAMA. 2020;323:1151-1160.

- Funakubo N, et al. Effects of a laughter program on body weight and mental health among Japanese people with metabolic syndrome risk factors: a randomized controlled trial.BMC Geriatr. 2022;22:361

- Tao Chen et al.Dose–Response Association Between Accelerometer-Assessed Physical Activity and Incidence of Functional Disability in Older Japanese Adults: A 6-Year Prospective Study .The Journals of Gerontology: Series A, Volume 75, Issue 9, September 2020, Pages 1763–1770

- Rahi B, et al. Energy and protein intakes and their association with a decline in functional capacity among diabetic older adults from the NuAge cohort.Eur J Nutr. 2016; 55:1729-1739.

- Sagelv EH, et al. Device-measured physical activity, sedentary time, and risk of all-cause mortality: an individual participant data analysis of four prospective cohort studies.Br J Sports

- Ma T, et al. The diurnal pattern of moderate-to-vigorous physical activity and obesity: a cross-sectional analysis.Obesity (Silver Spring). 2023;31;2638-2647.

- Lee E, et al. Effects of regular sauna bathing in conjunction with exercise on cardiovascular function: a multi-arm, randomized controlled trial.Am J Physiol Regul Integr Comp Physiol. 2022 Jul 4.

- Tanjaniina Laukkanen et al.Association Between Sauna Bathing and Fatal Cardiovascular and All-Cause Mortality Events JAMA Intern Med. 2015;175(4):542-548

- Ramírez-Maldonado M, et al.Caffeine increases maximal fat oxidation during a graded exercise test: is there a diurnal variation? J Int Soc Sports Nutr. 2021;18:5.

- Ganio, M. S., Klau, J. F., Casa, D. & Armstrong, L. Effect of Caffeine on Sport-Specific Endurance Performance: A Systematic Review. J. Strength Cond. Res. 23, 315-324 (2009).

- BMI Mortality CollaborationBody-mass index and all-cause mortality: individual-participant-data meta-analysis of 239 prospective studies in four continents.Lancet. 2016 Jul 13.

- Nakajima K, et al. Elevated All-Cause Mortality among Overweight Older People: AI Predicts a High Normal Weight Is Optimal.Geriatrics. 2022;7:68.

- García-Esquinas E, et al.Diabetes and risk of frailty and its potential mechanisms: a prospective cohort study of older adults. J Am Med Dir Assoc. 2015;16:748-754.

- Nam GE, et al. BMI, Weight Change, and Dementia Risk in Patients With New-Onset Type 2 Diabetes: A Nationwide Cohort Study.Diabetes Care. 2019;42:1217-1224.

- Siervo M, et al. Intentional weight loss in overweight and obese individuals and cognitive function: a systematic review and meta-analysis.Obes Rev. 2011;12:968-983.

- García-Esquinas E, et al.Diabetes and risk of frailty and its potential mechanisms: a prospective cohort study of older adults. J Am Med Dir Assoc. 2015;16:748-754.

- Nam GE, et al. BMI, Weight Change, and Dementia Risk in Patients With New-Onset Type 2 Diabetes: A Nationwide Cohort Study.Diabetes Care. 2019;42:1217-1224.

- Siervo M, et al. Intentional weight loss in overweight and obese individuals and cognitive function: a systematic review and meta-analysis.Obes Rev. 2011;12:968-983.

- Kyrgiou M, et al. Adiposity and cancer at major anatomical sites: umbrella review of the literature.BMJ. 2017;356:j477.

- Arnold M, et al. Overweight duration in older adults and cancer risk: a study of cohorts in Europe and the United States.Eur J Epidemiol. 2016 Jun 14.
- McCullough ML, et al. Sugar- and Artificially-Sweetened Beverages and Cancer Mortality in a Large U.S. Prospective Cohort.Cancer Epidemiol Biomarkers Prev. 2022;31:1907-1918.
- He S, et al. Weight Change and Incident Distal Colorectal Adenoma Risk in the PLCO Cancer Screening Trial.JNCI Cancer Spectr. 2022;6:
- Ahuja M, et al. Obesity, food insecurity, and depression among females.Arch Public Health. 2020;78:83.
- Fuller NR, et al. Examining the association between depression and obesity during a weight management programme.Clin Obes. 2017 Aug 11.
- Knuppel A, et al. Sugar intake from sweet food and beverages, common mental disorder and depression: prospective findings from the Whitehall II study.Sci Rep. 2017;7:6287.
- McWhinney SR, et al. Mega-analysis of association between obesity and cortical morphology in bipolar disorders: ENIGMA study in 2832 participants.Psychol Med. 2023 Feb 27
- Andersen E, et al. Sperm count is increased by diet-induced weight loss and maintained by exercise or GLP-1 analogue treatment: a randomized controlled trial.Hum Reprod. 2022 May 17.
- Twig G et al. Body-Mass Index in 2.3 Million Adolescents and Cardiovascular Death in Adulthood.N Engl J Med. 2016 Apr 13. [Epub ahead of print]
- Spalding KL, et al. Dynamics of fat cell turnover in humans.Nature. 2008;453:783-787.
- Ng M, et al. Lancet. Global, regional, and national prevalence of overweight and obesity in children and adults during 1980-2013: a systematic analysis for the Global Burden of Disease Study 2013.2014;384:766-781.
- jerregaard LG, et al. Change in Overweight from Childhood to Early Adulthood and Risk of Type 2 Diabetes.N Engl J Med. 2018;378:1302-1312.
- Miyamura K, et al. Impact of exposure to secondhand smoke on the risk of obesity in early adolescence.Pediatr Res. 2022 Aug 13.
- Wang Y, et al. Maternal consumption of ultra-processed foods and subsequent risk of offspring overweight or obesity: results from three prospective cohort studies.BMJ. 2022;379:e071767.
- Koebnick C, et al. Association of High Normal Body Weight in Youths With Risk of Hypertension.JAMA Netw Open. 2023;6:e231987
- Aguayo L, et al. Association of Exposure to Abuse, Nurture, and Household Organization in Childhood With 4 Cardiovascular Disease Risks Factors Among Participants in the CARDIA Study.J Am Heart Assoc. 2022;11:e023244.

［著者］
藤井崇博（ふじい・たかひろ）
医学博士、循環器内科専門医、医療法人社団三橋医院理事長
ディオクリニック統括院長

2012年、東邦大学医学部医学科卒業。2021年まで循環器内科医として大学病院で10年間臨床、研究、後輩の教育に従事。現在も循環器疾患を含め、高血圧、糖尿病、脂質異常症など外来での診療は継続中。循環器内科医として日々診療する中、医学的には一次予防と呼ばれる「病気を未然に防ぐこと」が大事であることを実感。特に心臓の病気は他の疾患に比して発症してからでは手遅れになることが多く、本人はもちろん、家族や友人など周囲に与える影響が大きいため、一次予防の大切さを多くの患者様に伝えたいと、2021年、ディオクリニックの立ち上げに参画した。近年は、Youtubeなどのメディアを通じて、健康に有益な情報の発信を行っている。

ディオクリニックHP
https://dioclinic.jp

30万人が結果を出した！肥満外来医が教える
やせたいあなたが最後に読む本

2024年9月17日　第1刷発行

著　者――藤井崇博
発行所――ダイヤモンド社
〒150-8409　東京都渋谷区神宮前6-12-17
https://www.diamond.co.jp/
電話／03･5778･7235（編集）　03･5778･7240（販売）
編集協力――中山美帆
装丁・本文デザイン――bookwall
ＤＴＰ――明昌堂
校　正――鷗来堂
製作進行――ダイヤモンド・グラフィック社
印刷――加藤文明社
製本――加藤製本
編集担当――加藤貴恵

ISBN 978-4-478-11915-0